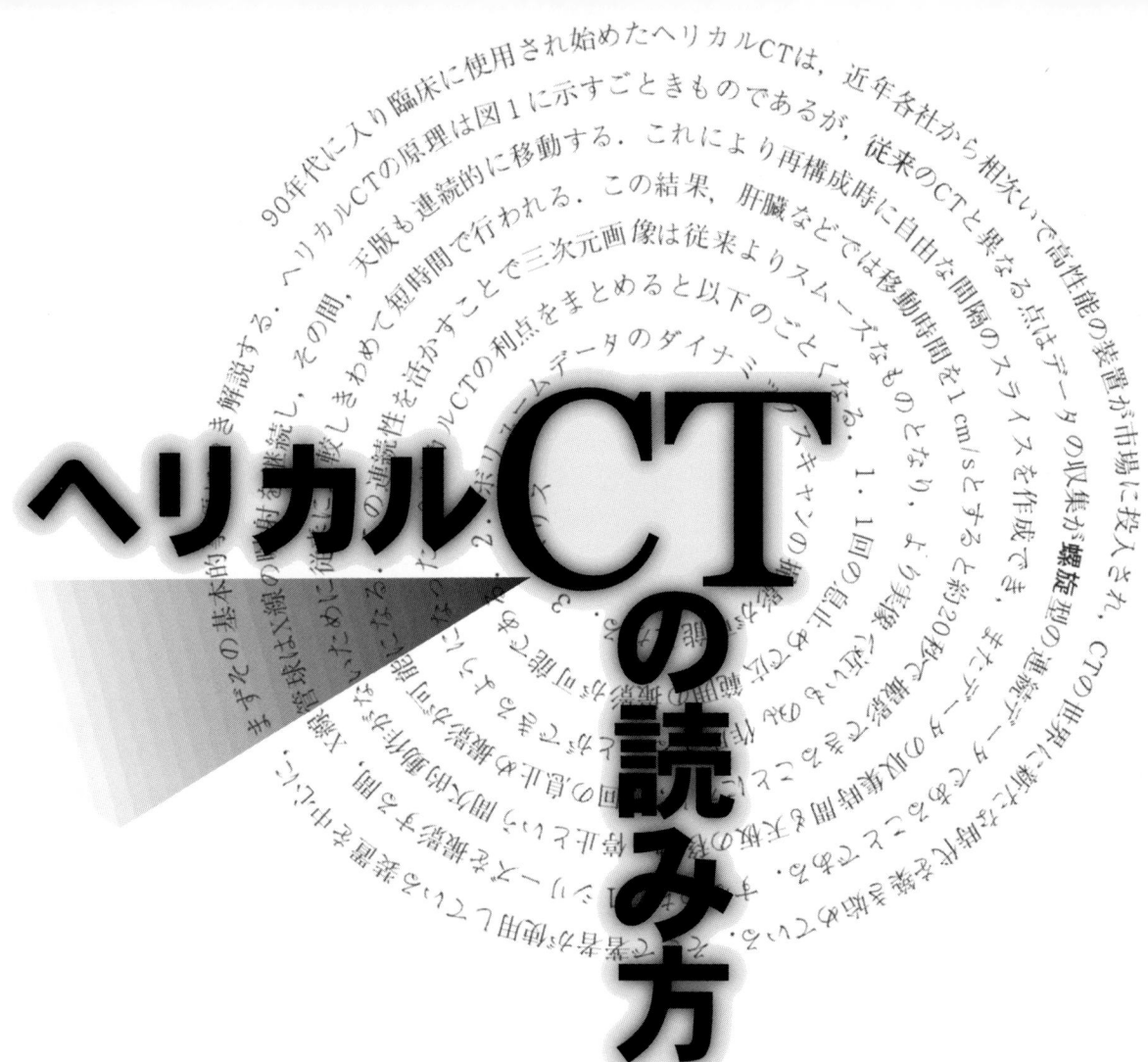

ヘリカルCTの読み方

日本大学医学部放射線科兼担講師
東京女子医科大学消化器病センター外科非常勤講師

武藤晴臣／編著

株式会社 新興医学出版社

序　文

　ヘリカルCTが普及し始めてからすでに3年ほどのときが流れました．現在では新しい装置へのチャレンジの時代も終わり，本当の意味で臨床に根付いた不可欠の診断法の一つになっています．ヘリカルCTに関する書物もたくさん出ていますが，多くは画像診断医の観点に立った解説書です．この本は，ヘリカルCTが大いに力を発揮できるであろう臨床各科で，日夜主治医として画像診断をたくさん経験している中堅の先生たちに，その科で画像診断に重点を置いているのはこういう点である，ということがわかるようなものを書いてもらうことにしました．特に各論では，実際に自分たちが担当し，最初の問診から，治療，退院，その後の経過のすべてを診ている自分達の症例を中心に取り上げてもらいました．分担執筆の形になったため，各章で基本的なところで多少重複している点もありますが，それぞれの科がヘリカルCTをどういう目で診ているかもわかり，意味のあることだと思いましたのであえてそのままにしてあります．

　ヘリカルCTもさらに進歩を遂げ，多スライス同時撮影の時代に入ろうとしています．今までは新しい診断法ができると，検査の数が増えるだけで従来のものを中止にするわけにはいかなかったのですが，管球の超高速回転，多スライス同時撮影の装置がさらに発達すれば，診断としての血管造影の必要性はなくなってくると思われ，ようやく，ただ検査数を増やすだけの時代から脱皮できるのではないかと期待されます．

　この本を，研修医をはじめ，実際に主治医として日夜臨床に携わっている先生達の画像診断研修の座右の書としていただければ，これ以上の幸せはありません．

　最後に，この本を企画していただいた日本大学医学部第3内科教授荒川泰行先生，この本の製作を担当していただいた新興医学出版社の渡瀬保弘氏に心より感謝いたします．

平成12年1月3日

日本大学医学部放射線科兼担講師
東京女子医大消化器病センター外科非常勤講師
武藤晴臣

執筆者・執筆協力者

荒川　泰行　日本大学医学部第三内科
石塚　英夫　東部地域病院内科
太田　岳樹　杏雲堂病院放射線科
越永　從道　日本大学医学部第一外科
櫛　　英彦　日本大学医学部脳神経外科
黒羽　隆夫　駿河台日大病院放射線科
甲谷　　等　高島平中央総合病院放射線科
斎藤　明義　駿河台日大病院整形外科
齋藤　　勉　日本大学医学部放射線科
佐藤　貴子　日本大学医学部放射線科
佐藤　勤也　駿河台日大病院整形外科
島田　裕司　日本大学医学部放射線科
高野　靖悟　日本大学医学部第三外科
田中　良明　日本大学医学部放射線科
早坂　和正　日本大学医学部放射線科
東本　　昇　駿河台日大病院放射線科
布袋屋　浩　駿河台日大病院整形外科
前野　俊夫　東部地域病院放射線科
松岡　俊一　日本大学医学部第三内科
宮上　光祐　駿河台日大病院脳神経外科
武藤　晴臣　日本大学医学部放射線科
森口　正倫　日本大学医学部第三外科
吉信　　尚　日本大学医学部放射線科

(50音順)

目　次

ヘリカル CT とは ……………………………………………………………武藤晴臣，他　1
　I．ヘリカル CT の原理と利点 …………………………………………………………1
　II．使用装置 …………………………………………………………………………………2
　III．ヘリカル CT における撮影法 ………………………………………………………2
　IV．ヘリカル CT における画像再構成 …………………………………………………2
　V．症例供覧 …………………………………………………………………………………3

ヘリカル CT における造影法 ………………………………………………太田岳樹，他　6
　I．撮影条件 …………………………………………………………………………………6
　II．造影 CT の方法 …………………………………………………………………………6
　III．造影タイミングに関する研究 ………………………………………………………6
　IV．症例供覧 …………………………………………………………………………………10

ヘリカル CT ―問題点と応用法― …………………………………………武藤晴臣，他　11
　I．ヘリカル CT の利点・欠点 …………………………………………………………12

頭部におけるヘリカル CT …………………………………………………櫛　英彦，他　18
　I．頭部におけるヘリカル CT の実際 …………………………………………………18
　II．症例供覧 …………………………………………………………………………………18

胸部のヘリカル CT …………………………………………………………吉信　尚，他　23
　I．対象と方法 ………………………………………………………………………………23
　II．結果 ………………………………………………………………………………………24
　III．症例供覧 …………………………………………………………………………………24
　IV．考察 ………………………………………………………………………………………25

肝腫瘍のヘリカル CT（その1）―肝細胞癌― ……………………………松岡俊一，他　28
　I．方法 ………………………………………………………………………………………28
　II．症例供覧 …………………………………………………………………………………28
　III．肝細胞癌におけるヘリカル CT の応用 ……………………………………………30
　IV．考察 ………………………………………………………………………………………31

肝腫瘍のヘリカル CT（その2）……………………………………………松岡俊一，他　33
　I．造影 CT のタイミング …………………………………………………………………33

Ⅱ．症例供覧……………………………………………………………………………………33
　Ⅲ．肝細胞癌におけるヘリカルCTの応用——subtraction CTについて……………………36
　Ⅳ．考察…………………………………………………………………………………………36

門脈圧亢進症のヘリカルCT ……………………………………………石塚英夫,他　38
　Ⅰ．肝内外の側副血行路の形成…………………………………………………………………38
　Ⅱ．門脈系のヘリカルCT描出法………………………………………………………………38
　Ⅲ．肝静脈系のヘリカルCT描出法……………………………………………………………38
　Ⅳ．症例…………………………………………………………………………………………38

胆道系のヘリカルCT ……………………………………………………武藤晴臣,他　43
　Ⅰ．撮影法………………………………………………………………………………………43
　Ⅱ．対象症例……………………………………………………………………………………45
　Ⅲ．結果…………………………………………………………………………………………46
　Ⅳ．症例供覧……………………………………………………………………………………46
　Ⅴ．考察…………………………………………………………………………………………46

膵臓のヘリカルCT ………………………………………………………武藤晴臣,他　52
　Ⅰ．膵疾患におけるヘリカルCTの目的別各種画像処理法…………………………………52
　Ⅱ．膵疾患を対象とした造影CTの実際………………………………………………………56

泌尿器,骨盤部のヘリカルCT …………………………………………早坂和正,他　58
　Ⅰ．ヘリカルCTにおける造影検査……………………………………………………………58
　Ⅱ．臨床応用……………………………………………………………………………………60
　Ⅲ．考察…………………………………………………………………………………………61

整形外科領域における3D-CTの読み方 ………………………………布袋屋浩,他　63
　Ⅰ．症例供覧……………………………………………………………………………………63
　Ⅱ．考察…………………………………………………………………………………………69

索引 ……………………………………………………………………………………………71

ヘリカル CT とは

90年代に入り臨床に使用され始めたヘリカル CT は，近年各社から相次いで高性能の装置が市場に投入され，CT の世界に新たな時代を築き始めている．そこで著者が使用している装置を中心に，まずその基本的事項につき解説する．

I．ヘリカル CT の原理と利点

ヘリカル CT の原理は図1に示すごときものであるが，従来の CT と異なる点はデータの収集が螺旋形の連続データであることである．すなわち，1シリーズを撮影する間，X 線管球は X 線の曝射を継続し，その間，天板も連続的に移動する．これにより再構成時に自由な間隔のスライスを作成でき，またデータの収集時間も天板の移動・停止という間欠的動作がないために従来に比較しきわめて短時間で行われる．この結果，肝臓などでは移動時間を 1 cm/s とすると約20秒で撮影できることになり，1回の息止め撮影が可能になる．この連続性を活かすことで3D画像は従来よりスムーズなものとなり，より実像に近いものを作成することができるようになった．ヘリカル CT の利点をまとめると以下のごとくなる．

1．1回の息止めで広範囲の撮影が可能である．
2．ボリュームデータのダイナミックスキャンの撮影が可能になる．

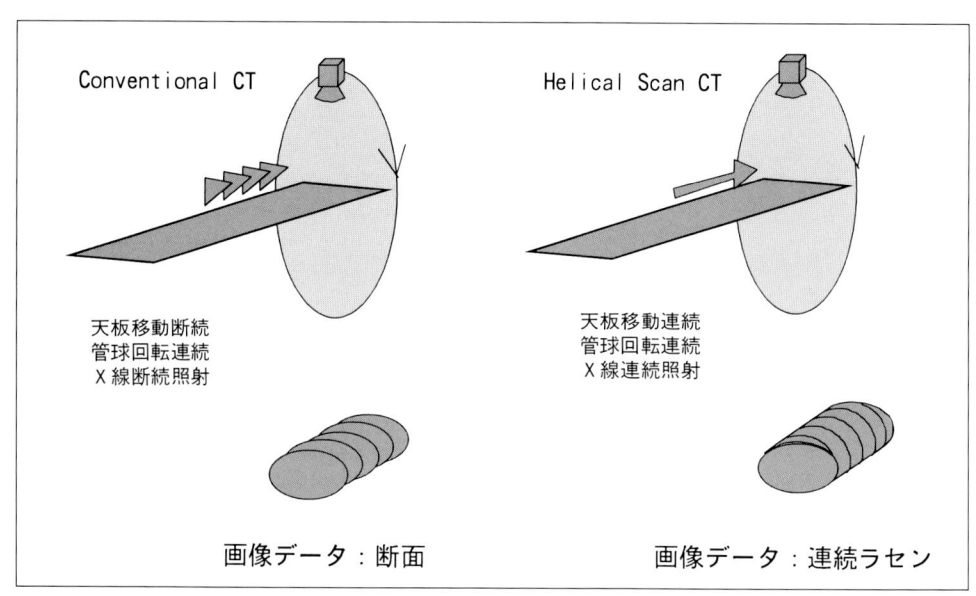

図1　ヘリカル CT の原理
撮影の間中，X 線管球は X 線を出し続け，その間に被検者を乗せた天板も移動し続けるので，得られたデータは連続した螺旋データとなる．

3．よりスムーズな surface rendering image の作成が可能になる．
4．最大値投影法（MIP）が可能になる．
5．内視法が可能になる．
6．曲面を使用した多方向断層画像（MPR）の作成が可能になる．

II．使用装置

著者らの使用装置は以下の通りである．
　装置名　　　　　　　　Xvigor（東芝製）
　X線管球容量　　　　　 6.5 MHU
　ワークステーション　　Xtension
　造影剤注入器
　　Auto Enhance A-50（根本杏林堂製）

III．ヘリカルCTにおける撮影法

ヘリカルCTによる撮影法で従来の方法と最も異なるのは，造影CT時の撮影タイミングの問題である．ヘリカルCTは前述のようにデータの収集時間が短時間に行われるようになったため，造影剤の血中濃度が最も高い時点を狙った撮影ができる．そのため，主に動脈内を造影剤が流れている時点で撮影する early phase，門脈内の造影剤濃度が最も高くなった時点を狙った late phase，肝実質から肝静脈の濃度が最も高くなる super late phase の3種類の撮影が選べるわけである．もっとも，6.5 MHUのX線管球を使用しても全症例にこの3相と単純CTの4シリーズを施行すると，管球を冷却するための休止タイムが必要となるので，実際には目的に応じて，単純CTのほかにこのうちの2フェーズを追加するという形で撮影することになる．

IV．ヘリカルCTにおける画像再構成

画像再構成は従来のCTに比較するとさらに多くの種類を作成できるが，代表的なものをいくつか紹介する．

1．axial 画像

従来のCTでの再構成画像と同じであり，体軸に直交する輪切り像である．螺旋データから計算によって再構築される．時間を追った造影撮影ができることに特徴がある．

2．体軸方向の断層画像

これも従来のCTでも可能であったもので，体軸方向の断層画像である．しかし，ヘリカルスキャンCTでは従来のような段階のついたキザギザ画像ではなく，よりなめらかに結びついた実像に近い画像として再構築される．

3．surface rendering image

画像の境界面を連続表示し，陰影をつけてより実像に近い立体画像を構築するものである．主としてCT値の違いを利用して作成されるが，その調整がかなり困難で良好な画像を得るためにはそれなりの熟練を要する．しかし，熟練者が構築した画像はあたかも開腹して実際の臓器を見ているような臨場感あふれたものとなる．また，モニター上で種々の角度の画像を構築できるので，6度異なった画像を構築して左右に並べれば立体視ができ，さらに適当な角度を与えてシネモードで画像を作成すればモニター上で回転する画像を作成することもできる．

4．最大値投影法（MIP）

特に観察したい画像のCT値の範囲を指定し，その閾値の範囲内の画像データのうち最も値の高いものを採用し，距離により陰線処理を行う方法で立体画像に近い画像が得られる．中間濃度をも表現した一般的なCT画像に近い立体画像が得られる．しかし，骨などの非常にCT値の高いものがその画像の中に存在するとその値を採用してしまうので，採用する画像の中からそれらの目的外のCT値の高いものを除去する操作，いわゆるROIの設定が必要となり，操作が煩雑となる．しかし，決められた範囲内の全体像を把握するのには有力である．この画像は頭側，足側からの画像は良好であるが，横方向からの画像の場合はス

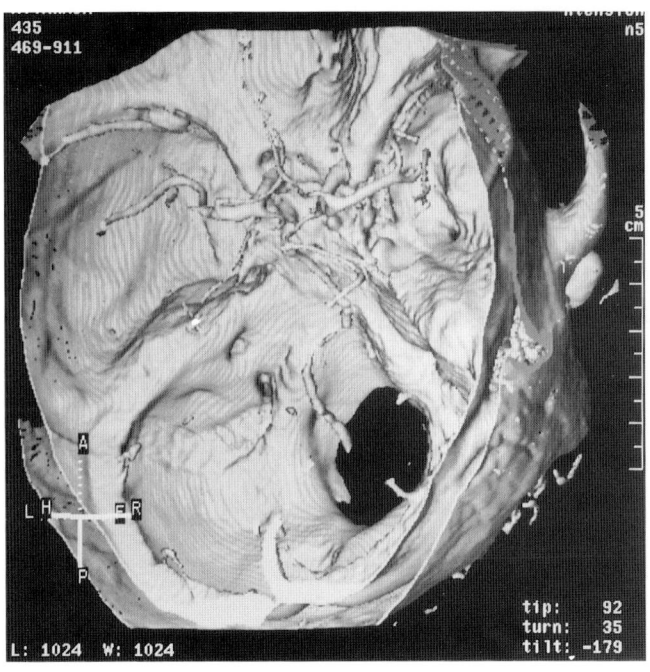

図2 頭頂部から見た頭蓋底
脳動脈が立体的に観察される．

ムーズさにかける像になることが多い．

5．曲面多方向断層像（MPR）

従来のCTでも平面の角度を変えて断層像を作成することは可能であったが，ヘリカルスキャンCTになり，曲面を使用することができるようになった．この利点はたとえば，胆管に沿った曲面の断層像とか，腫瘍と門脈の関係を最も的確につかめる曲面の断層像とかを任意に作成できることである．

6．内視法

気管のような管腔臓器を主な対象としたもので，あたかも内視鏡でのぞいているような画像を作成できる．理論的には空気と臓器のようなCT値の差が多い部分の境界面のCT値を強調して作成するもので，気管，気管支などでは非常に良好な画像を作成できる．門脈，胆管などでは現在のところまだ満足する結果は得られていない．

V．症例供覧

症例1（図2）：頭蓋底を頭頂部から観察した像で，脳動脈の走行が立体的に認められる．

症例2（図3）：原発性肝癌の症例である．足側から観察したMIP像で，S8，S4の両方から支配動脈が分岐している状態を確認できる．

症例3（図4）：原発性肝癌の症例である．腫瘍と中肝静脈の関係を確認するためにMPR法を施行した．右下が中肝静脈の面で切った断層像となる．

症例4（図5）：内視法を使用した気管分岐部の画像である．下の気管支鏡の像と比較し，ほとんど同じ画像が得られているのがわかる．

まとめ

ヘリカルスキャンCTといっても，本質的には従来のCTと同じであって，読影方法などはまったく同様な観点で行える．画像の再構成にしても基本的にはaxial画像を中心として作成されるこ

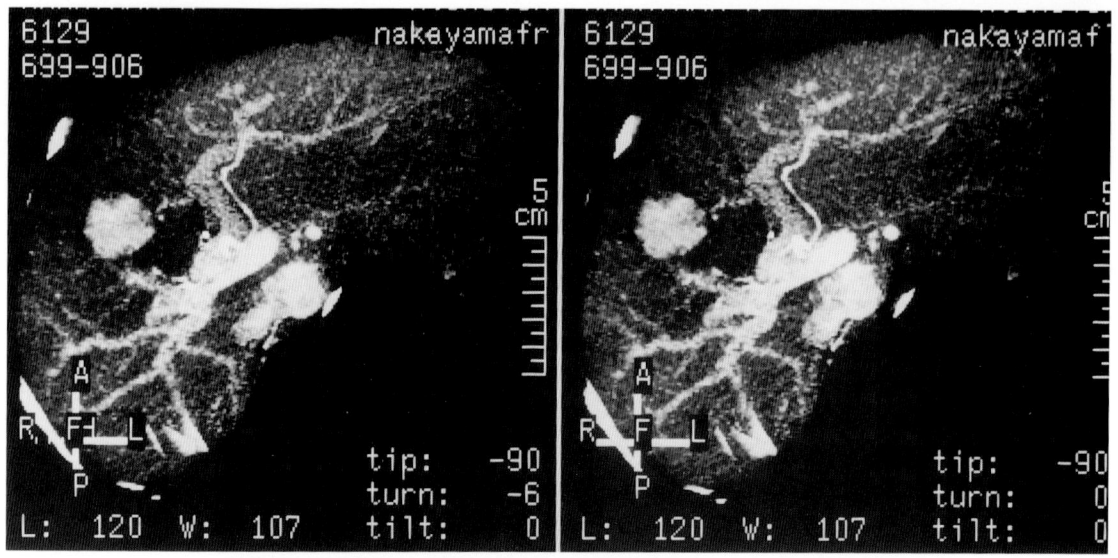

図3　原発性肝癌のMIP像
S4, S8からの腫瘍の支配動脈が確認できる．左右の画像は6度ずれているので立体視が可能である．

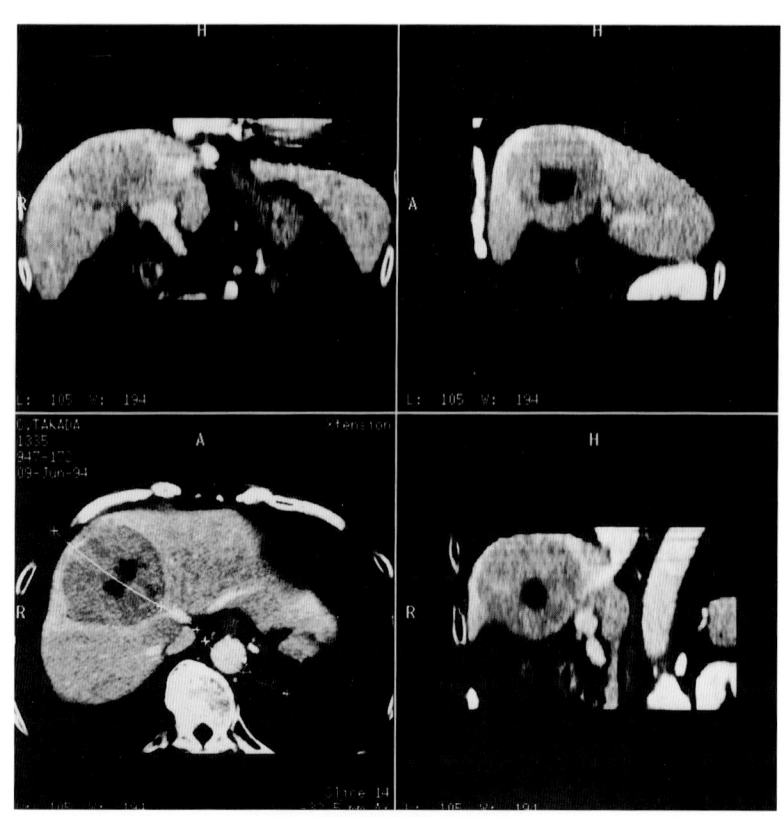

図4　原発性肝癌のMPR像
右下の画像で中肝静脈と腫瘍の関係が断層像として描出されている．

4　ヘリカルCTとは

とが多い．しかし，その高速性を活かし，ボリュームデータとしてのダイナミックスキャン様の撮影が可能になった点，息止め撮影が可能になった点はCT画像の精度を高め，診断能力を向上させるためにきわめて有効である．さらに，より実態に近い三次元画像を構築できるようになり，術前診断としての価値は高まった．まだ，細い分岐が平坦になる「きしめん現象」，解像度の問題，撮影タイミングに工夫が必要などの撮影技術の問題など解決すべき点は残っているが，ヘリカルCTが臨床に与えたメリットは大きい．

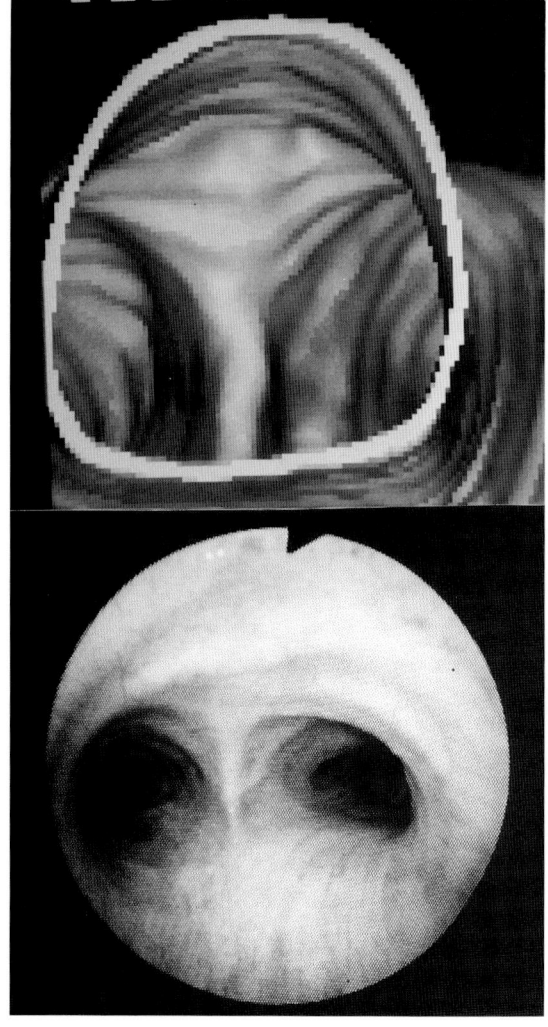

図5　気管分岐部を内視法で作成した像
　　　下の気管支鏡と同様の画像が得られている．

ヘリカルCTにおける造影法

ヘリカルCTの特徴はその高速性にある．これにより従来のCTではかなりの努力を必要としたタイミングをねらった撮影が，可能となった．しかし，逆にタイミングがずれると，思うような結果が得られないことにもなる．著者らはヘリカルCT導入以来，適当なタイミングを得るべく検討を重ねてきたが，一応の結果が得られた．これらに基づいた造影剤の注入方法を紹介する．

I．撮影条件

使用電圧 120 kV，使用電流 150 mA，管球回転速度 1回転/s，天板移動速度 10 mm/s，X線ビーム幅 10 mm

総スキャン時間 15～30 s

使用造影剤 300 mgI/ml 非イオン製水溶性造影剤

造影剤注入速度 2～3 ml/s

造影剤総注入量 100 ml

II．造影CTの方法

造影CTは診断能力の向上のためには不可欠のものである．しかし，その力を発揮するためにはねらった臓器，疾患にあわせた造影剤の注入速度，注入量の選択と造影剤注入開始から撮影開始までのタイミングの決定が非常に重要になる．現在著者らが行っている臓器別の注入方法を表1に示す．詳細については臓器別のところで随時説明していきたい．

III．造影タイミングに関する研究

腹部は造影のタイミングが非常に難しい部位である．著者らはこの点に注目して，まず腹部，特に肝臓に関しての最も良好な撮影タイミングを探

表1 造影剤の臓器別の注入法

	速度(ml/s)	総量(ml)	時間1(秒)	時間2(秒)
頭部	2	100	90	
頸部	2	100	50	
胸部	2	100	40	
腹部	3[*1]	100	30	100
	2[*2]	100	90	
	1[*3]	100	50	180
骨盤部	2	100	180	
大動脈	2	100	60	

[*1]：肝腫瘍，膵疾患症例など動脈優位相，静脈優位相が必要なとき
[*2]：ルーチン検査では造影は1回のみの撮影とする
[*3]：穿刺困難例で21G翼状針使用したとき
時間1：動脈優位相 またはルーチン検査時の造影CT
時間2：静脈優位相

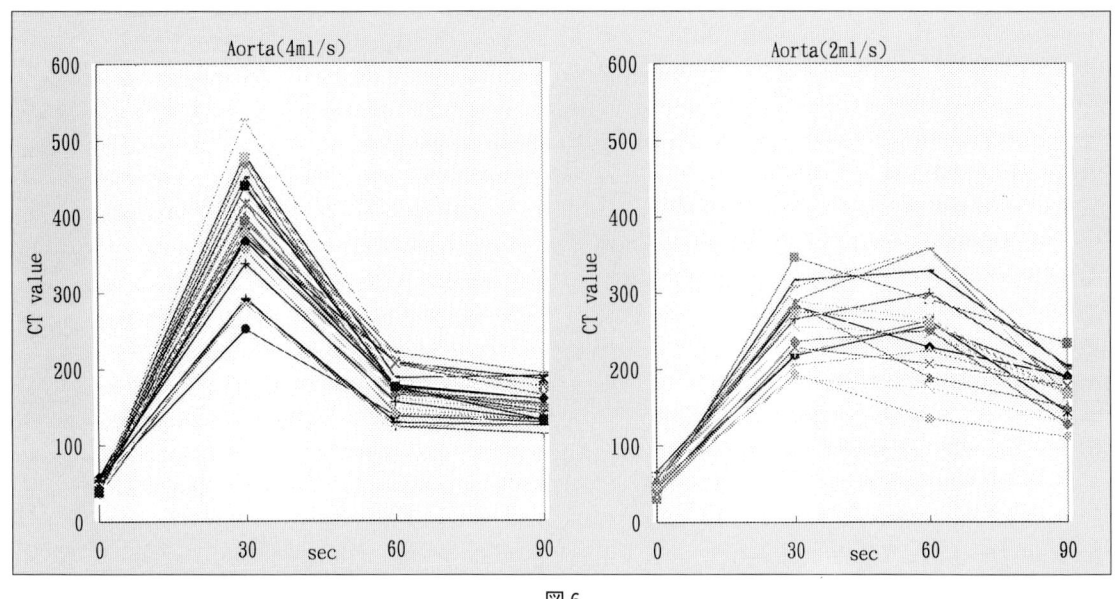

図6

図7

すために臨床症例から検討を行った．

1．対象症例

肝硬変や大きな肝腫瘍など血流に大きな影響を与える症例を除き，できるだけ正常肝の症例を対象とし，注入速度2 ml/sと4 ml/sの2群に分け，それぞれ22例，29例で検討した．

2．測定方法

まず造影濃度が注入後どのように変化していくかを確認するために濃度曲線を大動脈，下大静脈，肝実質，門脈の4ポイントで撮影した．注入直後3 ml/s，使用後量100 mlであり，その結果は図9に示した．

撮影は単純撮影施行後，造影剤注入開始から

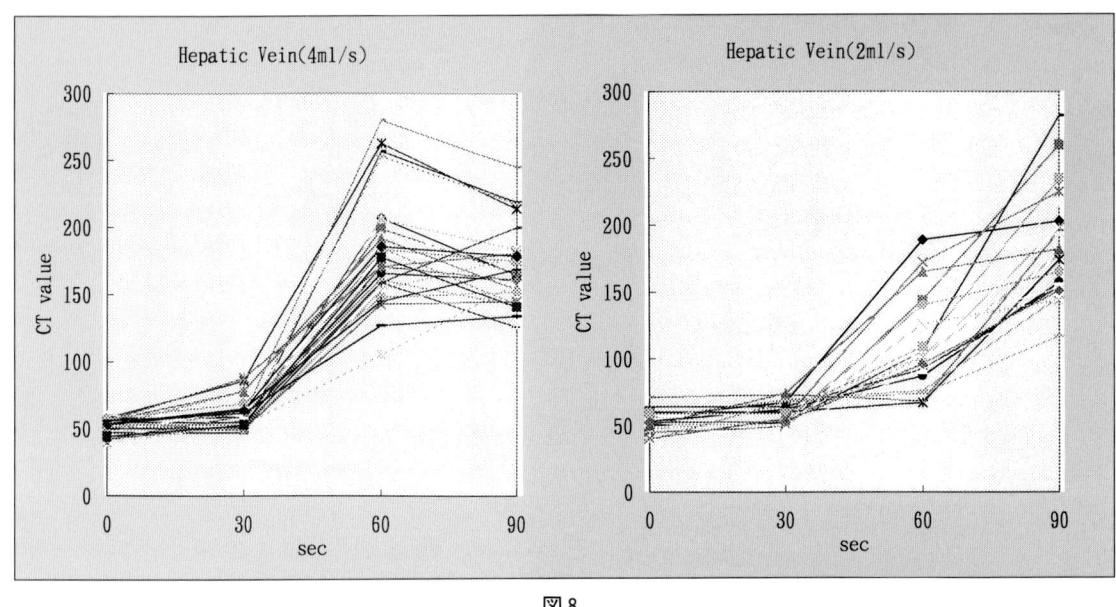

図8

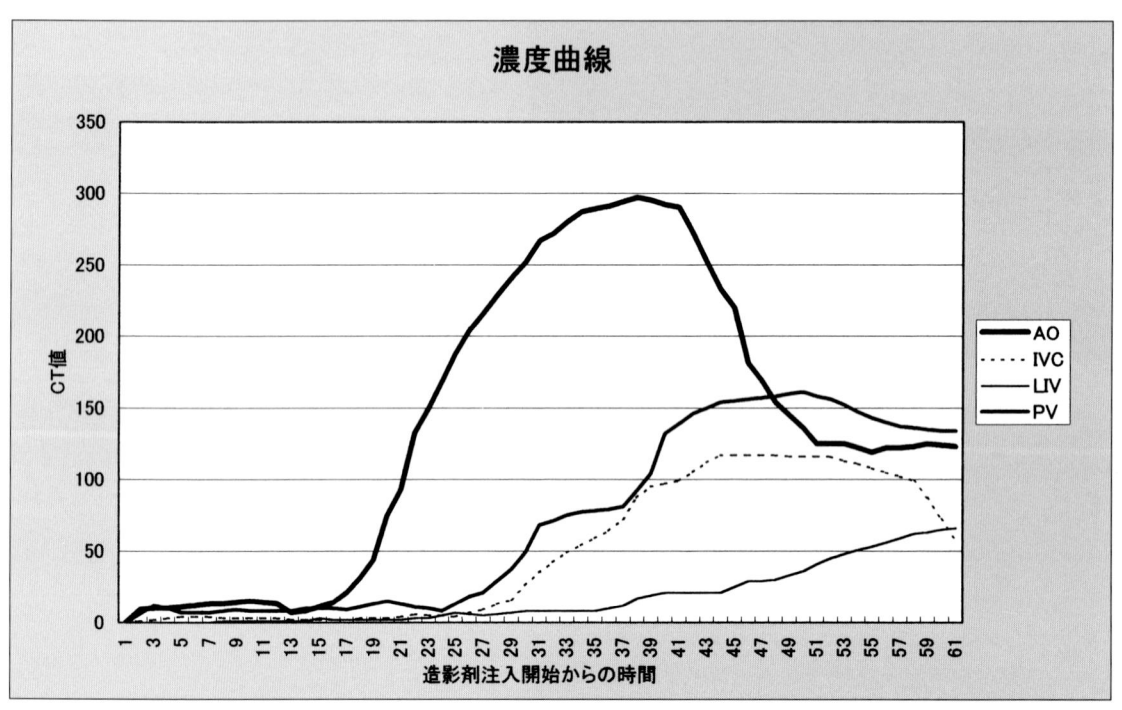

図9

30秒，60秒，90秒の3つのタイミングで撮影し，それらの各症例につき，できるだけ高さを統一して，大動脈，下大静脈，右肝静脈，門脈右後区域枝および右肝静脈近傍の肝実質でCT値を測定した．この狙いは，ヘリカルCTで良好な画像が作成できるようになった門脈，肝静脈系の3D画像を良好にするために肝実質とこれらの血管とのCT値の差が最も大きいところを見つけることに

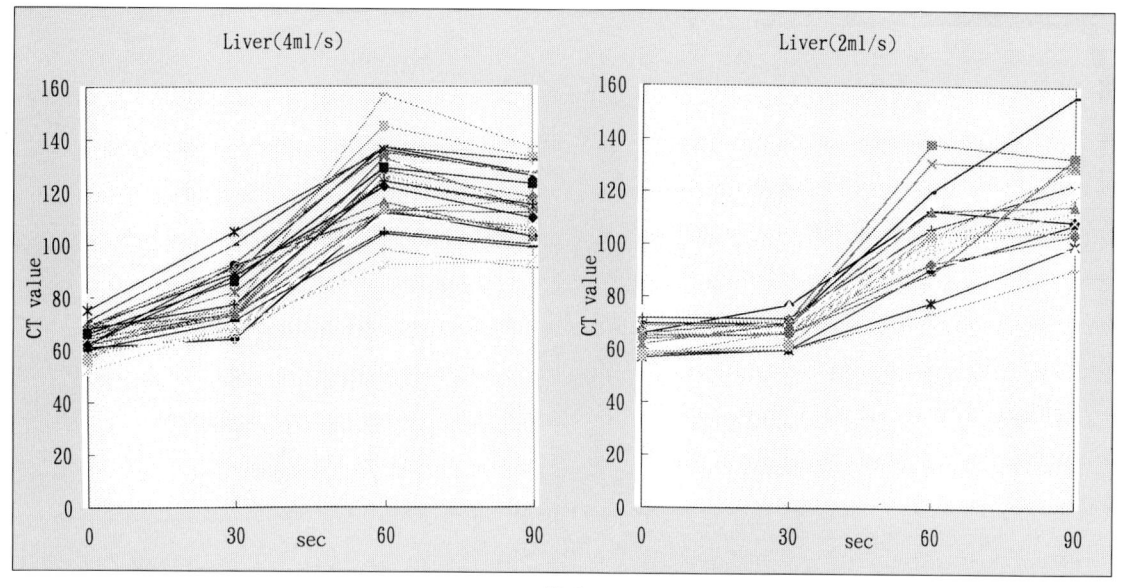

図10

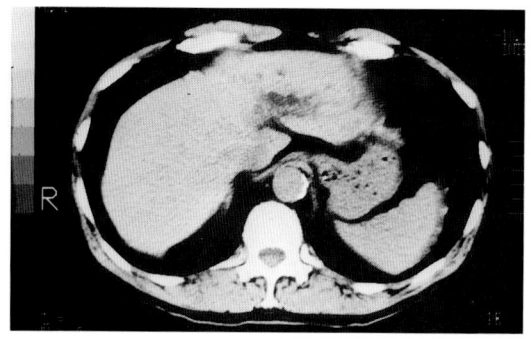

図11　単純CT

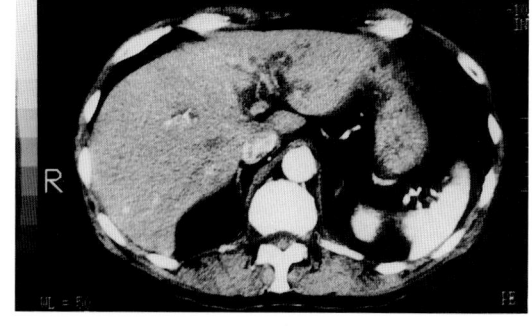

図12　動脈優位相

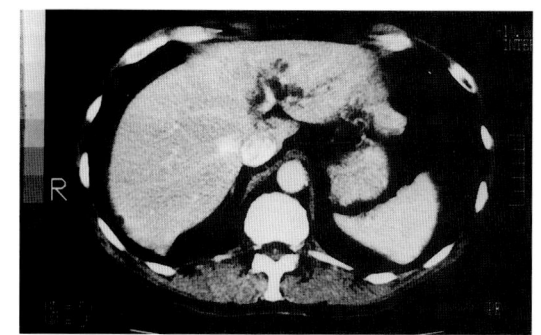

図13　門脈優位相

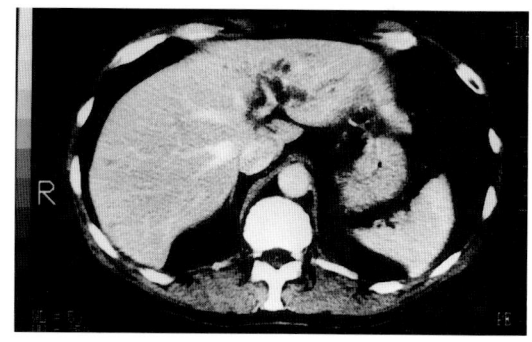

図14　静脈優位相

ある．

3．結果

　図6〜10にその結果を示す．大動脈では4 ml/sの場合は30秒の時期が最もCT値が高く，60秒では半分以下に下がる．しかし，2 ml/sでは30秒後にピークがくるものと60秒後にピークが

くるものに分かれ，二峰性の形を示す．門脈では4 ml/sでは30秒でピークを示すものと，60秒でピークを示すものとの二峰性を示した．2 ml/sではすべて60秒でピークを示した．肝静脈では4 ml/sでは60秒でピークを示し，2 ml/sでは全例90秒になるまでピークを示さない．

次に脈管のコントラストをつけるためにはあまり上がってほしくない肝実質のCT値は4 ml/s，2 ml/s共に60秒でピークを示すのが大部分で，2 ml/sの2例のみが90秒でピークを示した．

IV．症例供覧（図11〜14）

造影剤注入前の単純CTと造影剤を注入してから動脈，門脈，肝静脈が，どのように濃染されていくのかを症例で示す．この症例は左葉に肝内胆管の拡張像が認められるが，血流に大きな影響を与える状態ではないので一般的なものと考えてよい．動脈相，門脈相，肝静脈相は造影開始から30秒，60秒，90秒後の撮影である．

まとめ

ヘリカルCTが普及し，その高速性を生かしたさまざまの撮影法が試みられている．特に造影剤の1回の注入で動脈優位相，門脈優位相，肝静脈優位相を分けて撮影できることはCTの診断能力の向上にきわめて重要な意味を持っている．著者らが今回紹介したデータはまだ中間的なもので肝実質相との関係など，これから検討すべき要因は多く残されているが，これらの点に関しては近いうちに機会を得て紹介したいと考えている．

ヘリカルCT —問題点と応用法—

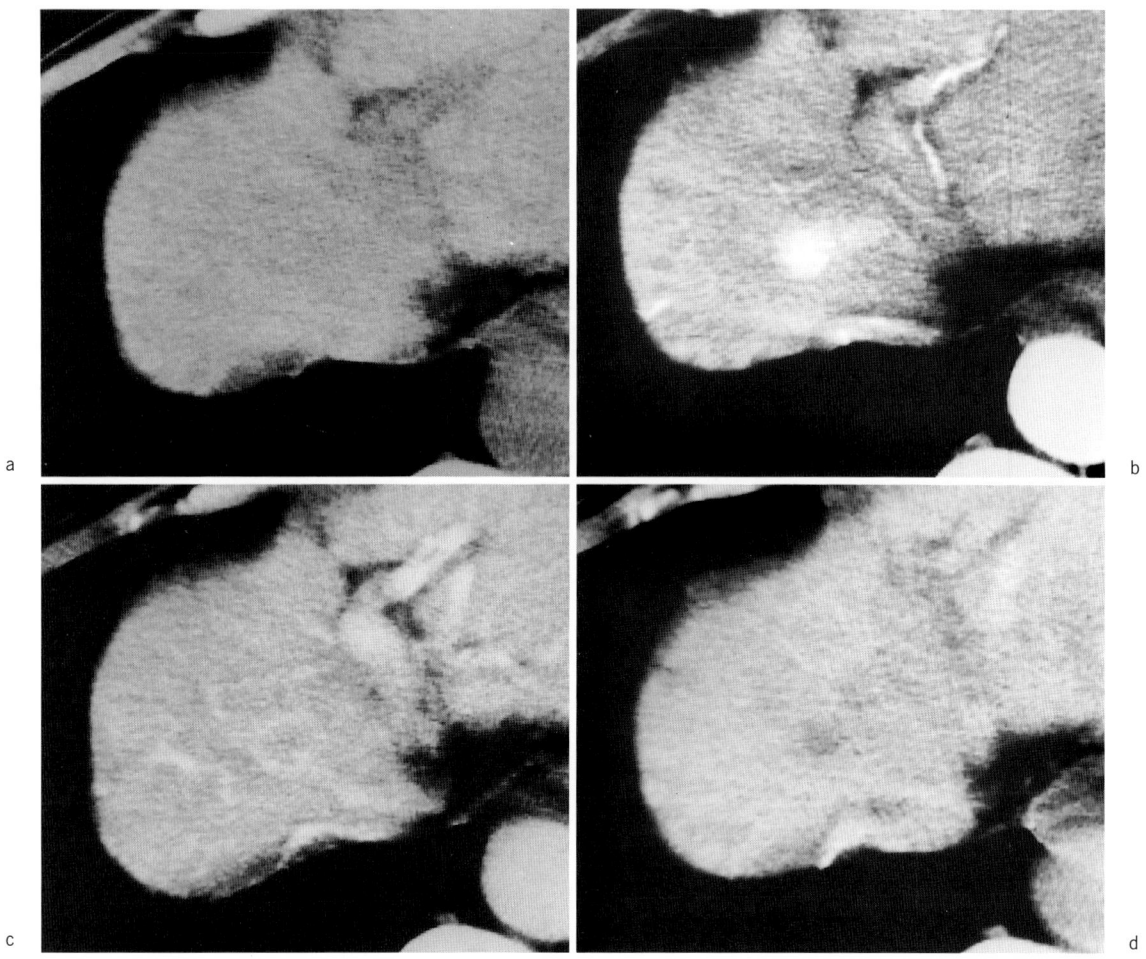

図15 従来の点滴法による造影 CT では診断がつかなかったが，ヘリカル CT で診断がついた原発性肝癌症例
a：Plane 画像．腫瘍の存在は確認できない．
b：造影 CT early phase（注入開始後 35 sec から撮影）で明らかな腫瘍濃染部を認める．
c：造影 CT late phase（注入開始後 70 sec から撮影）で淡いリング状の濃染巣を認める．
d：造影 CT super late phase（注入開始後 105 sec から撮影）では濃染した肝実質に LDA としてかろうじて確認される．

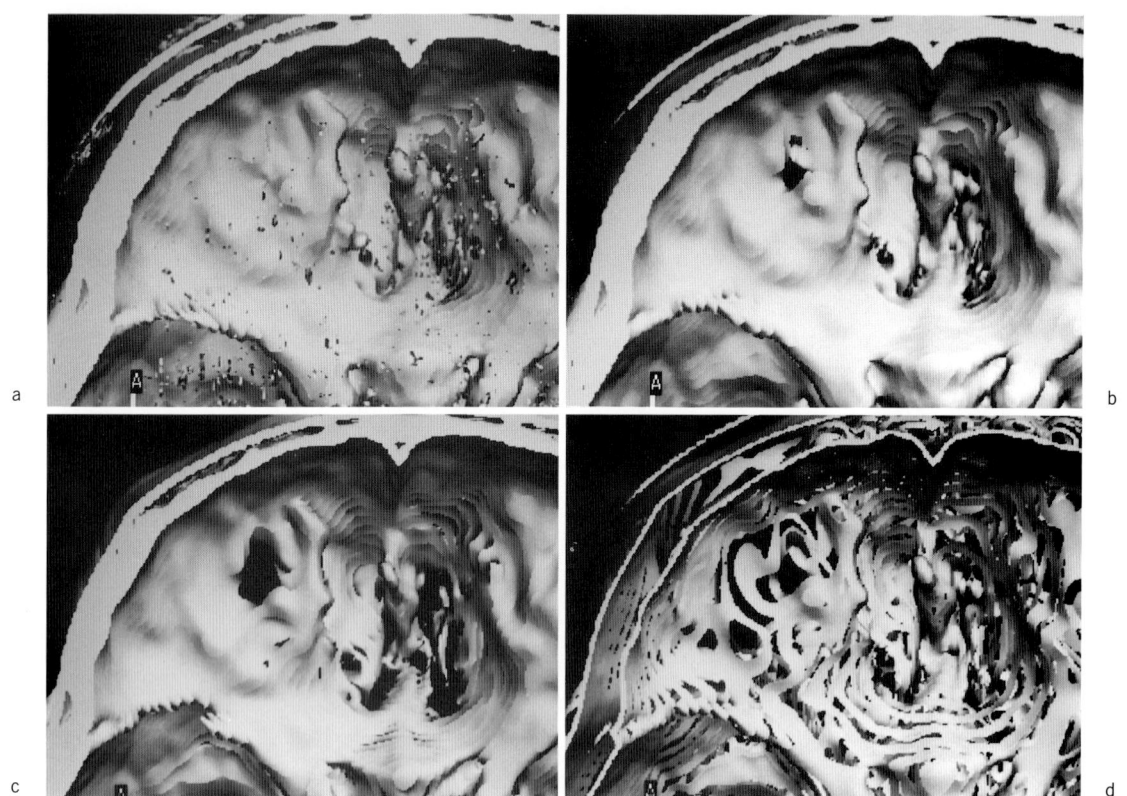

図16 頭骨貫通骨折
　この症例は眼窩上部を貫通した釘が脳底に達したものであるが，bが最も実体に近いものであった．しかし，三次元画像作成時にCT値の幅を変化させていくとa, c, dのような画像も作成され，どれが実体なのかを判断する必要がある．

I. ヘリカルCTの利点・欠点

1. 造影CTの利点・欠点

　ヘリカルCTでは，1回の造影剤の注入で，ある程度経時的な撮影がルチンに行える．したがって，造影剤の使用量も少なく，しかも短時間で施行でき，診断能力が向上した．1例を図15に示した．この症例は他院で超音波検査では疑わしいところを認めるものの，造影CTでは腫瘍を描出できず，当院に依頼されたものである．early phaseでのみ腫瘍が明瞭に描出され，少し時間がずれると軽度のLDAになってくる．その途中経過では肝実質と同じ濃度になるために点滴法の造影CTでは診断できなかったと思われる．
　欠点としては，CTはスクリーニング検査として施行されることが多いため，造影剤過敏症の症例にも行ってしまう可能性があることである．もちろん，検査前の説明などでチェックを行うわけであるが，完全とはいえず，挿管の用意など常に非常時の用意，訓練を行っておく必要がある．

2. 3D画像の利点・欠点

　3D画像があること自体の欠点は皆無といえる．問題はその画質と信頼度，そして作成所要時間の問題である．具体例で説明する．

　症例1：頭骨貫通骨折（図16）
　この症例は眼窩を貫通して釘が脳底に達したものである．従来の輪切り像ではその貫通孔を診断するのは必ずしも容易ではないが，3D像を作成すると，開頭して見ているような画像が得られた．しかし，CT値の操作を変更していくと図16の

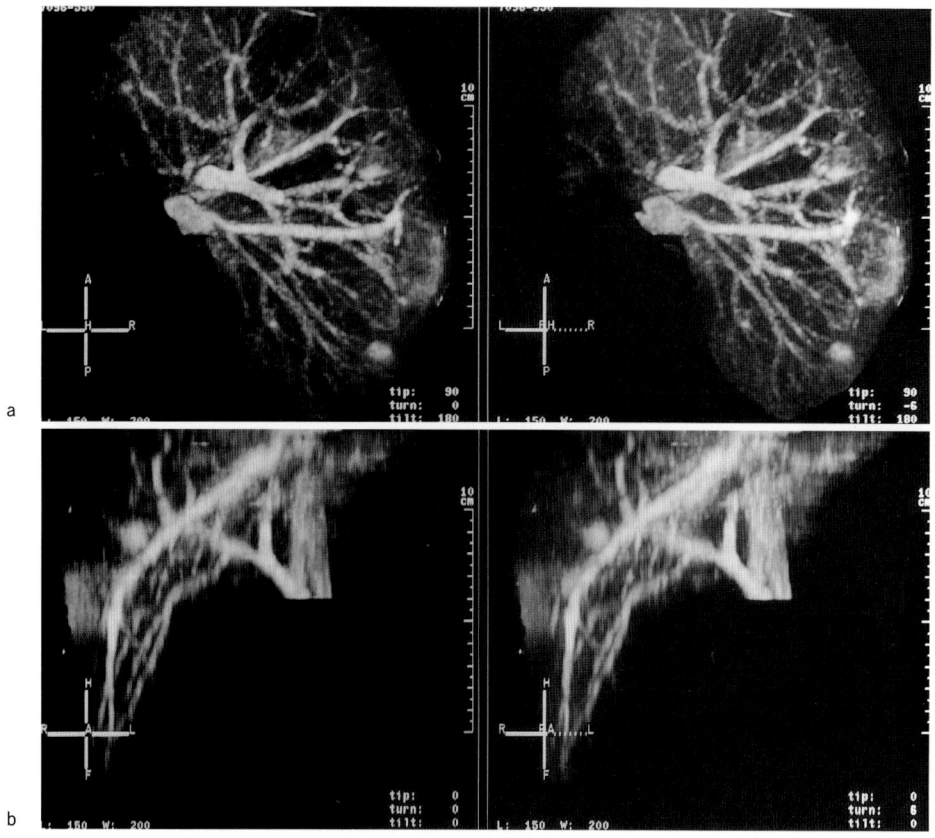

図17 肝転移症例
aは頭側より観察した3D画像（MIP像）である．
これを回転し，前方より見た画像にするとbのようになり，門脈・肝静脈の各分枝は辺縁のぼけた像になってしまい，辺縁の変化を把握するのは不可能になる．交差法で立体視可能である．

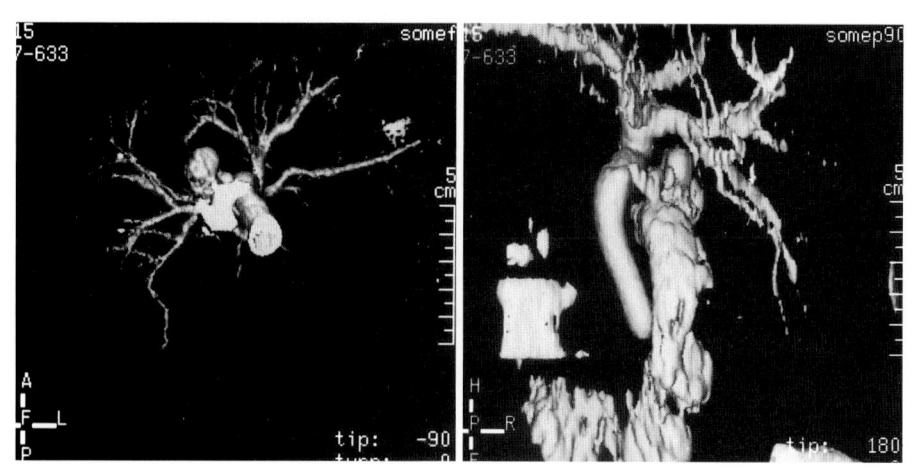

図18 きしめん現象
これはDIC-CT像であるが，頭側よりの画像ではaのように肝管の実像に近い状態が描出されている．
しかし，これを回転させて前方から見た状態にするとbのように肝管分枝は縦に長い「きしめん」のような像になる．これを防ぐためにはできるだけ薄いスライス幅で天板の移動速度も遅くする必要がある．

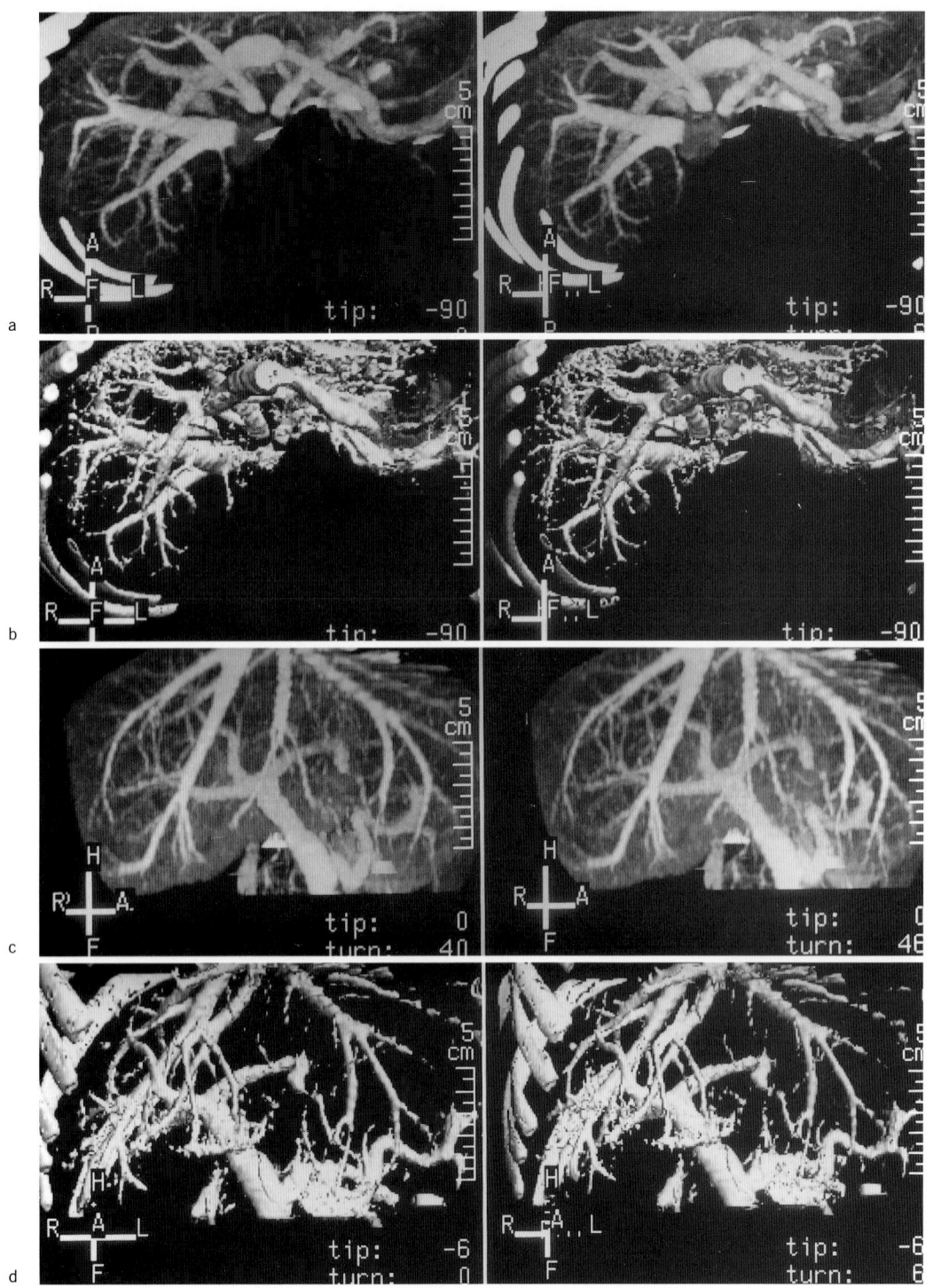

図19 MIP像とボリュームレンダリング像の比較
　a, bは尾側から見た肝静脈・門脈のMIP像とボリュームレンダリング像である．
　c（右30度），d（前方）は前方に回転した状態での両方式を比較したものである．

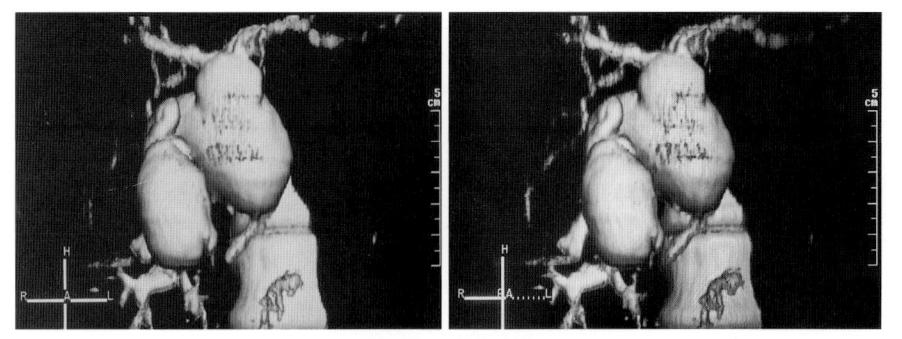

図20 三次元画像が有用であった症例1
先天性総胆管拡張症の症例で，拡張部と非拡張部の境界を立体的に観察することが可能である．

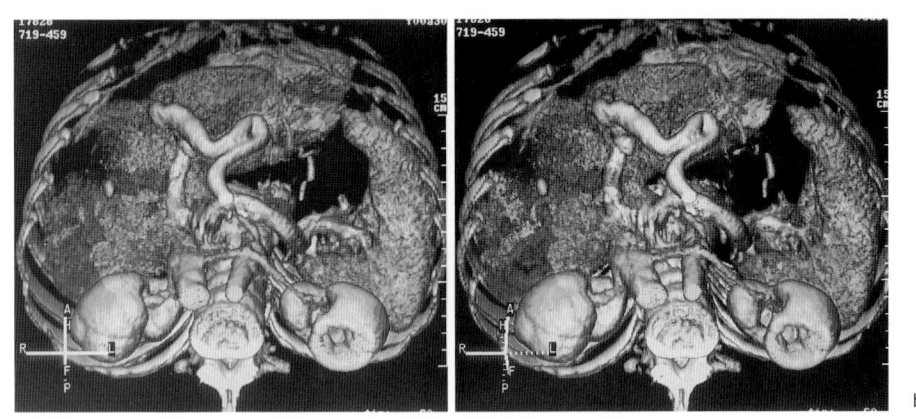

図21 三次元画像が有用であった症例2
門脈左枝より，臍静脈が拡張して腹壁に向かっている状態が把握できる．

ようにさまざまな画像が作成されてきて，判断に迷うことになる．「ここに貫通孔がある」という判断の下に画像を作成しなければならず，医師としての状況判断が必要になる．

症例2：MIP像における門脈像（頭側と正面像）（図17）

大腸癌の転移性肝癌であるが，頭側より観察した画像は非常に鮮明に肝静脈，門脈を表現している．しかし，これを正面からの像に回転すると，脈管の周辺がぼけ，非常に粗い画像になってしまう．この画像では脈管の辺縁の状態を診断するのは不可能である．

症例3：きしめん現象（図18）

胆管癌のボリュームレンダリング像である．尾側から観察した状態では，鮮明な胆管像が，実際の胆管に近い状態で表現されている．しかし，より三次元的に診断すべく，前方からの画像に回転すると胆管は縦長となり，本来の肝管の形と明らかに異なるものとなってしまう．

症例4：MIP像，ボリュームレンダリング像など選択の煩雑さ（図19）

造影が十分に行われた場合，3D画像も非常に美しいものが得られるが立体感が強いボリュームレンダリング像にするか，立体感には乏しいが肝実質を含んだ像として描出できるMIP像にするか選択に迷うことも多く，結局両者を作って倍の時間を費やすことが多い．図19はMIP法，ボリュームレンダリング法それぞれの頭側からの像，

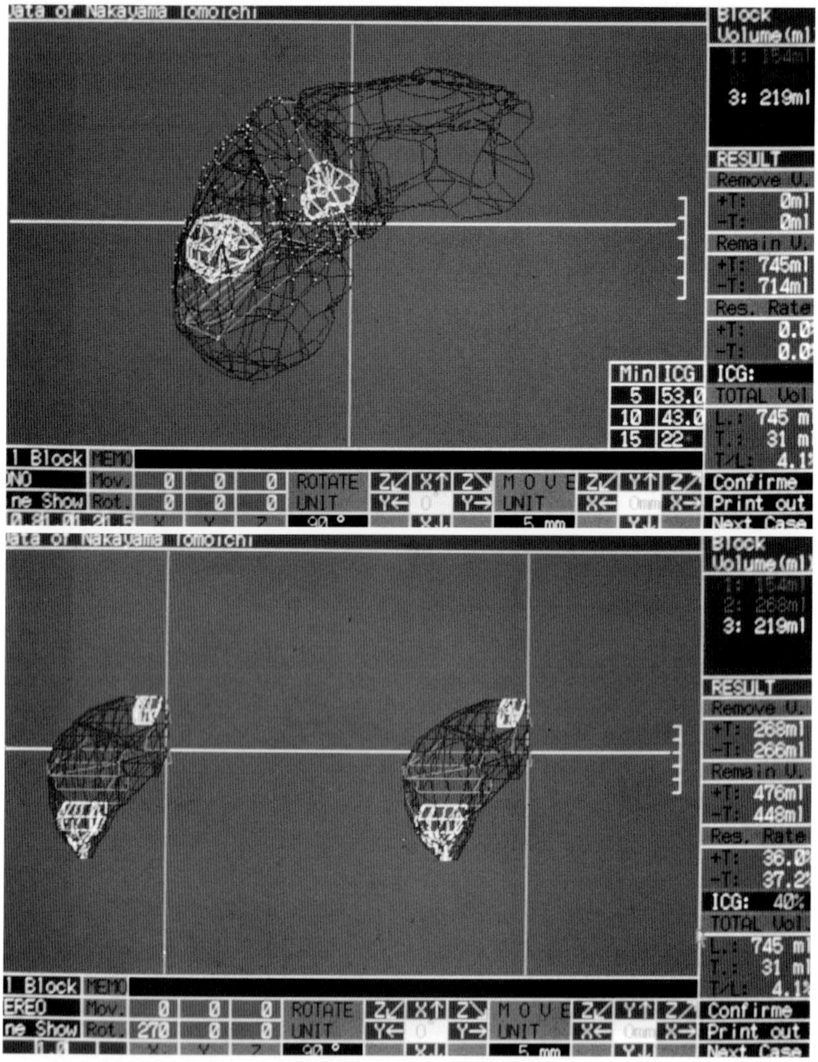

図22 肝体積計算ソフト
　a は CT よりデジタイザーで読み込んだワイヤーフレーム画像を下から見たところで，予定される切除線をすでに加えてある．
　b はその切除予定線に沿って切除した状態で（立体視可能）この時に切除予定肝の体積，残存予定肝の体積，切除率，切除後のICG R15 の予測値を計算できるようにしてある．

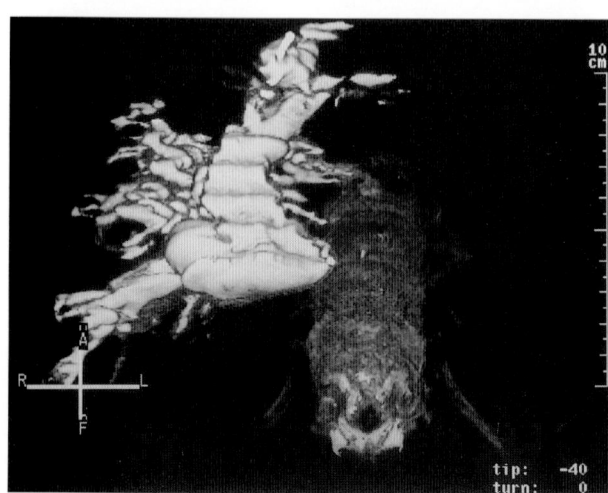

図23　呼吸停止不可能な場合の 3D 画像
　呼吸停止がまったく不可能な症例で，PTCD-CT を施行したが，できあがった胆管像は階段状になり，意味のない画像になってしまった．

正面像である．読者はどちらを採用するであろうか？

症例 5：3D 画像が臨床的にきわめて有用と思われた症例 1（図 20）

先天性の総胆管嚢胞の DIC-CT 像である．従来の輪切り像だけでは，これだけリアルな像を想像するのは困難である．3D 画像では拡張が始まる肝側，拡張部分が終わる膵側の境界線が明瞭に描出され，術式決定に有用である．

症例 6：3D 画像が臨床的にきわめて有用と思われた症例 2（図 21）

臍静脈の発達による側副血行路の 3D 画像である．門脈から立ち上がって腹壁に向かう像が良好に認められる．教育用の写真として有用であろう．

3．高速呼吸停止撮影による利点・欠点

20 cm を撮影するのに 20 秒しか必要としないため 1 回の息止めでの撮影が可能になった．このためにスライス間隔が正確になり，再現像の信頼度が向上した．この点を利用して，肝臓の体積計算，切除後の予測肝機能の計算ソフトの精度の向上も図られてきた．図 22 は著者らが開発した術後肝機能予測の計算ソフトである．しかし，逆に呼吸停止が不可能な症例の場合は 3D 画像はきわめて不正確なものになり，3D 画像になれてきた医師たちにとって十分な資料を提供できないことになってしまう．図 23 は呼吸停止不可能な場合の PTCD-CT の 3D 画像である．階段状になり非常に読みにくくなってしまう．

4．3D 画像作成時の ROI 設定に関する利点・欠点

現在著者らが使用している機種では，良好な 3D 画像を作成しようとすると，目的の場所をできるだけ正確に切り出さなければならない．前後像としても良好な画像を作成しようとすると，再構成に使用する画像を 2〜3 mm の厚さの画像データとして作成する必要があるので，ROI を設定する画像の枚数は 100 枚近くなってしまうことが多い．この ROI 設定の操作がきわめて煩雑であり，3D 画像作成に長時間を要する元凶となっている．しかし，最近では多スライス同時撮影が可能なヘリカル CT 装置も市販されるようになり，処理ソフトの機能向上で操作は容易になってきている．ヘリカル CT が本来的に持っている以上述べてきた欠点は多少残ると思われるが，この点を肝に銘じておけばヘリカル CT は，非常に有用な装置と結論づけることができる．

頭部におけるヘリカルCT

ヘリカルCTの最大の利点は，従来のCTと比べデータの収集が螺旋形の連続データであるということである．その結果，コンベンショナルCTと比べ撮影時間は短時間で終了する．さらに，この連続性を活かすことで3D画像はいっそうスムーズなものとなり，実像に近いものを再構成することが可能となった．当施設における3D-CTの撮影条件はスライス厚2 mm，テーブル送り2 mm/1回転，撮影範囲50 mmに設定しボリュームスキャンを行い，1 mm間隔で画像の再構成を行っている．造影剤はヨード濃度300 mg/mlを使用し2 ml/kgの量を60秒間で注入し，注入開始より60秒後に頭側より撮影を開始する方法を用いた．頭部領域におけるヘリカルCTの有用性は撮影時間が短縮されることに加え，この三次元再構成を活用することによって診断および手術に際しきわめて有用な情報を提供できる点にある．

さらに近年，脳ドックを行う施設が増えるにつれて，MR angiography (MRA) にかわり，より解像力の高いヘリカルCTを用いた脳動脈瘤のスクリーニングが普及しつつある．さらに脳動脈瘤や脳動静脈奇形術後のフォローアップには，脳血管撮影に比べより侵襲の少ないヘリカルCTによる脳血管の三次元構成（3D-CTA）が利用されつつあるのが現状である．

I．頭部におけるヘリカルCTの実際

頭部領域におけるヘリカルCTは脳腫瘍と脳動脈瘤などに代表される血管疾患の診断と手術計画に重要な役割を果たすようになってきた．脳腫瘍では腫瘍の進展範囲，腫瘍と周囲を走行する血管との位置関係（腫瘍内に血管が取り込まれているのか，単に腫瘍の周辺を走行しているのか）や，頭蓋底部の骨破壊の有無などに優れた利点を有することは周知の事実である．

II．症例供覧

次に，代表的症例を呈示しながら，その有用性について説明を加える．

症例1：36歳，女性．

主訴は複視と頭痛で神経学的には右の動眼神経，滑車神経，三叉神経第1枝から第3枝，および外転神経の障害を認めた．CTでは左Rosenmüller fossaの消失と側頭下窩より海綿静脈洞への進展する腫瘍が認められ，また右翼口蓋板の破壊が認められた（図24）．3D-CTでは右卵円孔より破裂孔，上眼窩裂に骨の破壊が認められた（図25）．以上の所見より上咽頭部より発生した癌が頭蓋底骨を破壊し頭蓋内に進展したものと診断された．MRIでは骨の描出は困難であり3D-CTを用いることによって初めて骨の破壊が明らかとなった症例である．

症例2：14歳，女性．

嗄声，嚥下障害にて発症した．神経学的には右側へのcurtain sign，左側の咽頭反射消失，左側胸鎖乳突筋の萎縮を認め，第9～11脳神経障害が疑われた．X線CT骨イメージでは左頸静脈孔の拡大を認めた．MRIでは左頸静脈孔を中心に頭蓋内外に進展し，T_1強調画像にてisointensity，Gd-DTPA enhancementにて均一に造影される

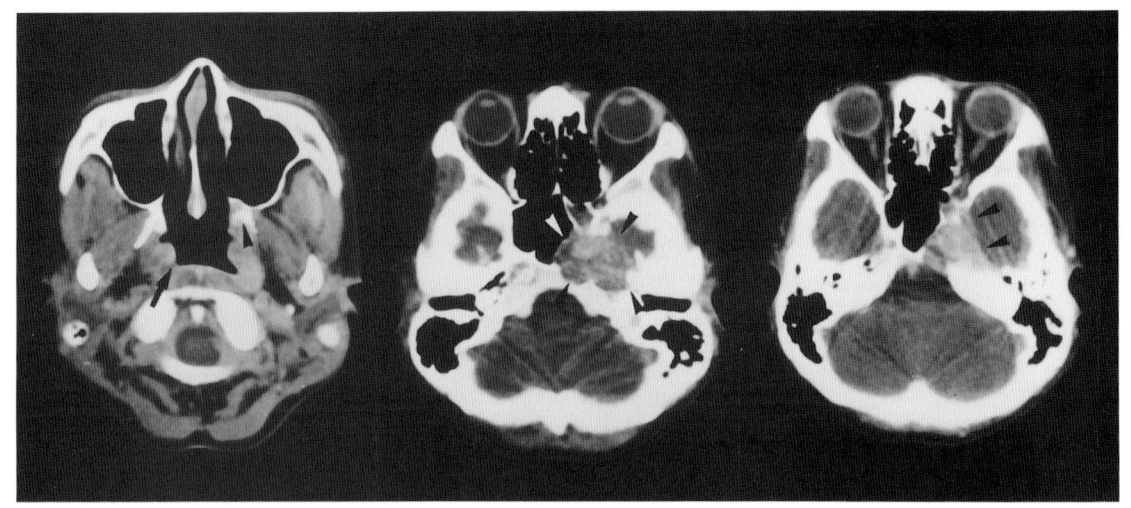

図24

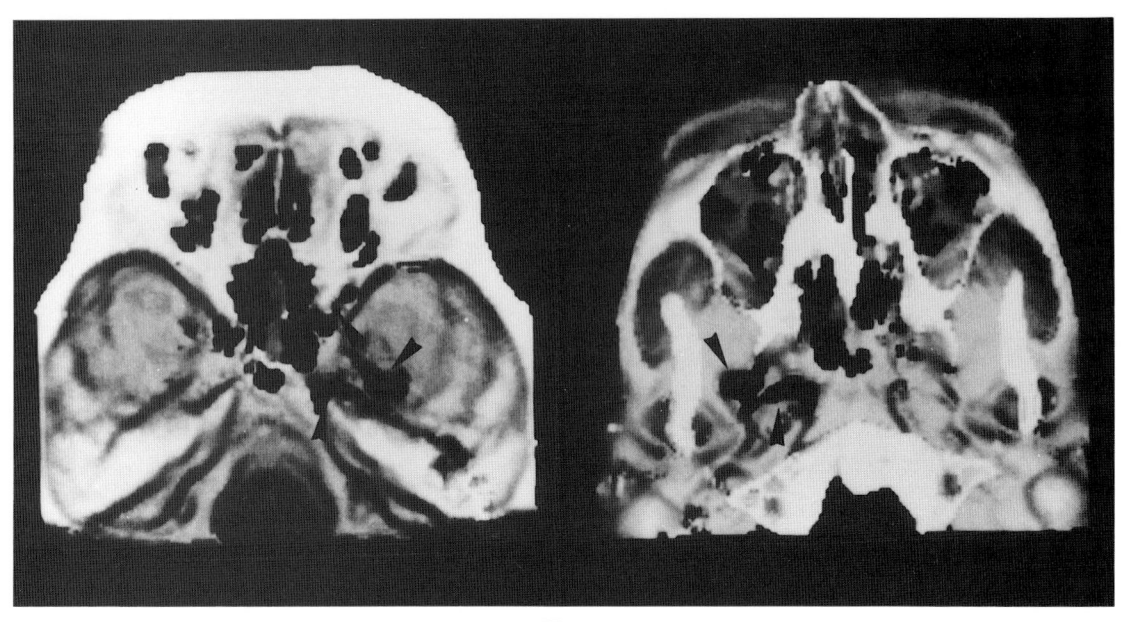

図25

境界鮮明な high intensity mass lesion を認めた．側頭骨内の腫瘍は前方で内頸動脈の錐体部に接し，頭蓋内の腫瘍は内耳道の高さに達していた．冠状断撮影では，腫瘍はC1椎弓レベルまで下方進展していた（図26）．

脳血管造影では，左上行咽頭動脈から栄養される腫瘍陰影がみられた．また，左S状静脈洞と内頸静脈の移行部が腫瘍によって閉塞され描出されなかった．三次元にて頭蓋底骨の再構成を行う

と左頸静脈孔の著明な拡大が確認され（図27），頭蓋内腫瘍が頸静脈孔を経由し頭蓋外に進展した頸静脈孔神経鞘腫と診断した．

症例3：77歳，女性．

視力障害を主訴として入院した．神経学的には右視力障害以外明らかな異常を認めなかった．enhancement CT では蝶形骨内側に境界鮮明の高吸収域を認める（図28）．CT上腫瘍本体と周辺を走行する前大脳動脈の関係が不明瞭である．

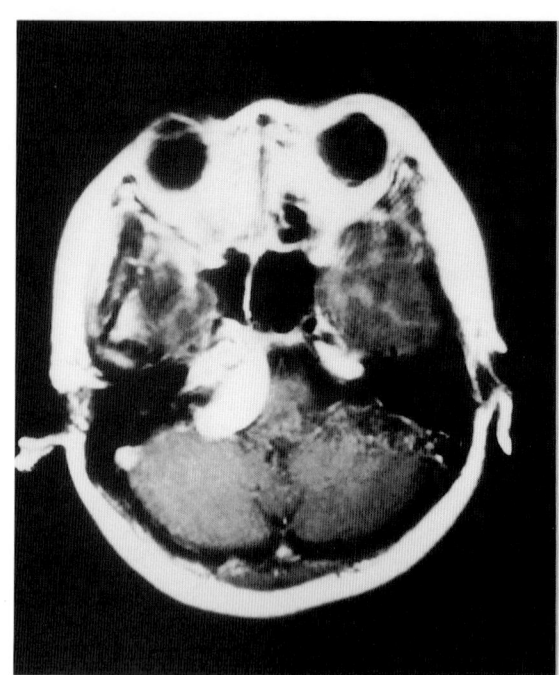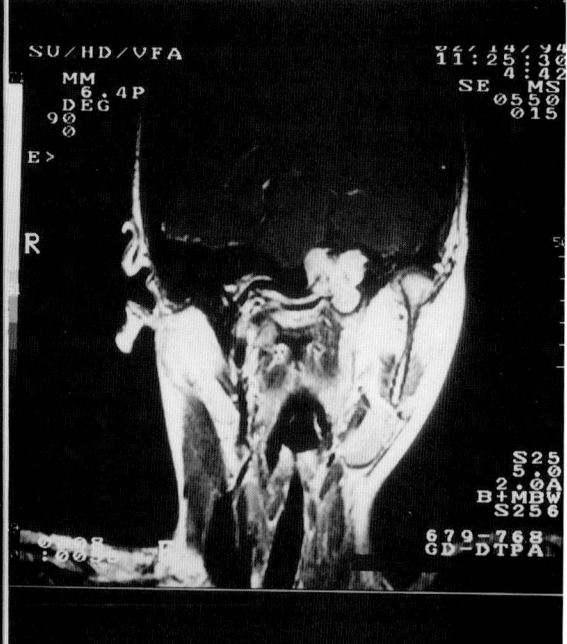

図 26

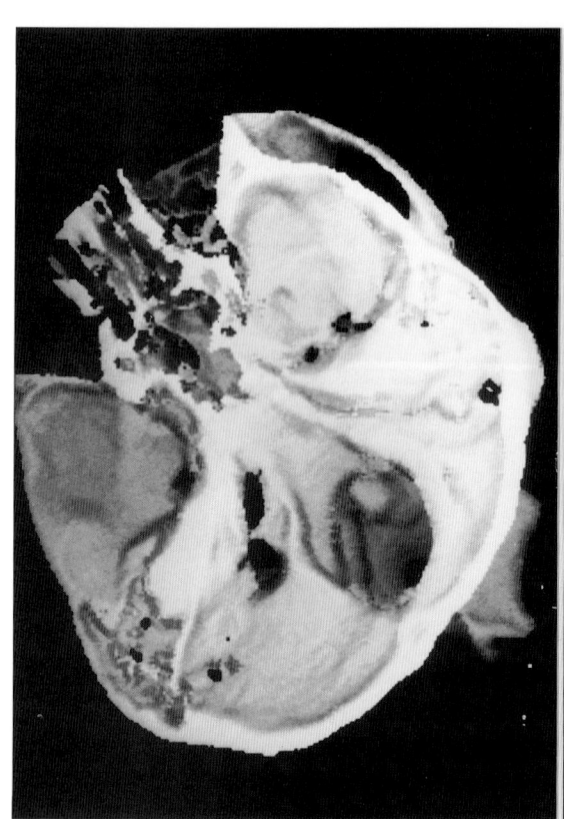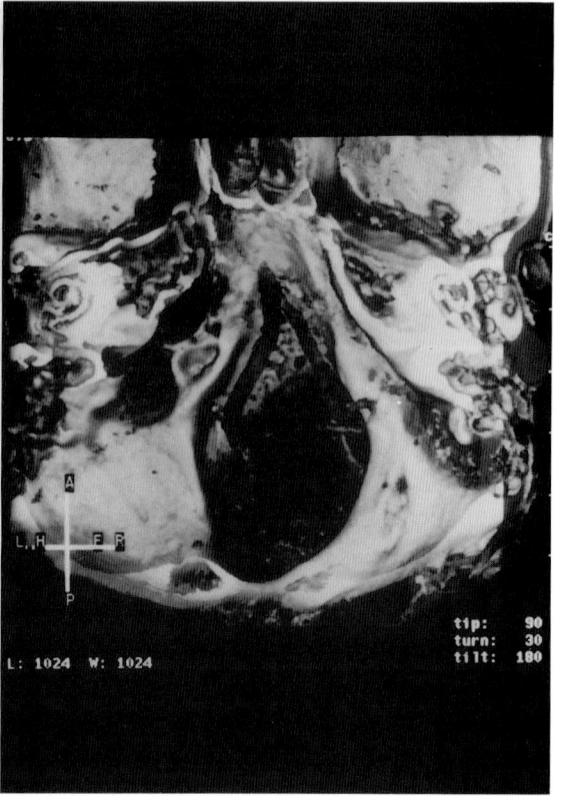

図 27

そこでヘリカルCTにて三次元構成を行うと前大脳動脈は腫瘍周辺に沿って走行しており腫瘍にinvoleされていないことが明らかとなった（図29）．以上より蝶形骨縁髄膜腫の診断のもとに全摘出術を施行した．この症例では術前に腫瘍の進展範囲と，腫瘍と血管との位置関係が明瞭となり術者に有用な情報を与えるものとなった．

脳腫瘍同様，脳血管疾患，特に動脈瘤についても最近詳細な検討が行われるようになってきた．その結果，3D-CTAはMRAに比べ以下の優れた点が明らかとなってきた．

1）MRAは乱流によりsignal lossが起こるが，3D-CTAではこのようなアーチファクトは起きず1mm以上の動脈瘤でも描出が可能である．

2）動脈瘤の形，頸部，方向だけではなく，親血管と周囲の骨構造との三次元的位置関係の把握も容易である．

3）内頸動脈―眼動脈瘤などでは術前の骨切除による手術シミュレーションが可能である．このような利点を有効に活用することで，より安全に手術を行うことができるようになった．代表的症例を示す．

症例4：52歳，男性．

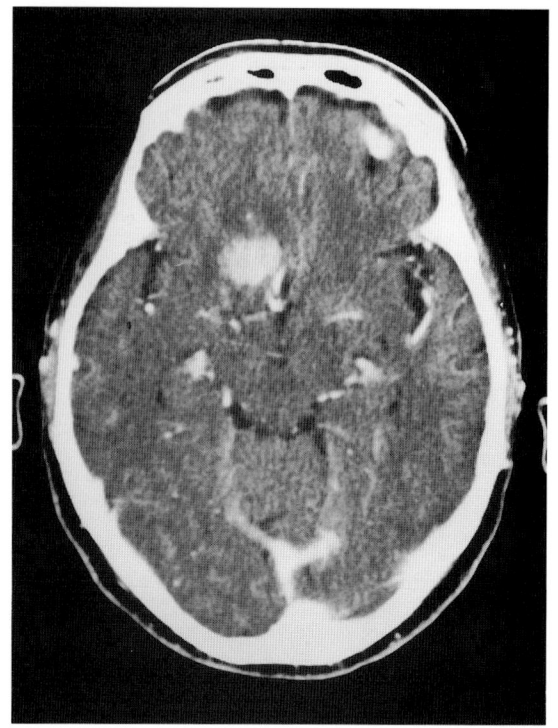

図28

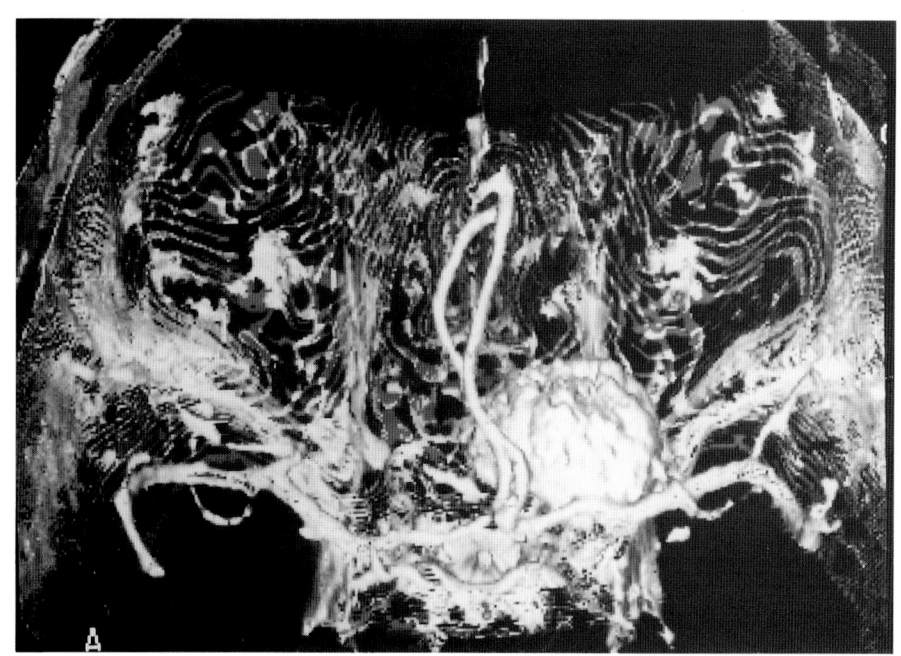

図29

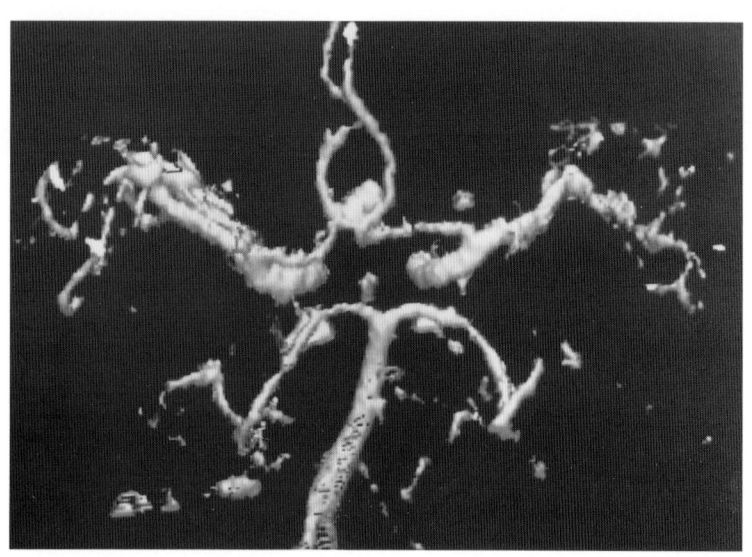

図 30

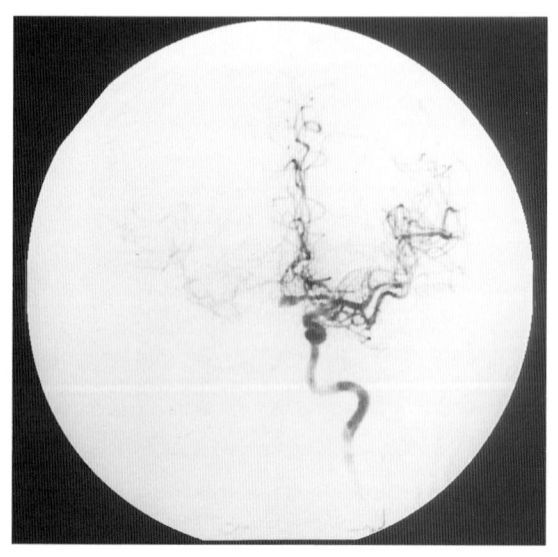

図 31

　仕事中突然の頭痛と意識障害にて発症し当院救命センターに入院となった．入院時意識レベルは200点（JCS），胸部 X-P にて著明な肺水腫を認めた．頭部 CT では両側にびまん性のクモ膜下出血を認め Fischer Group 3 であった．CT 後に 3 D-CTA を施行したところ前交通動脈に berry type の脳動脈瘤を確認した（図 30）．

　この症例のごとく中枢性肺水腫を合併し，意識レベルの低下した重篤な患者においては，発症早期に脳血管撮影を施行することは困難であり，侵襲の少ない 3D-CT は有効な診断手段となりえ，今後さらに利用されていくものと思われる．この患者は，後日意識レベルが改善し，DSA により脳血管撮影を行ったところ左 A1-A2 分岐部に脳動脈瘤を確認し（図 31），3 D-CTA による診断と一致した．

　このようにヘリカル CT は従来の CT に比べ撮影時間も短時間で終了するため，救命センターにおいてその利用価値は高くなってきた．さらに連続性を活かした三次元再構成はいっそうスムーズなものとなり，今日では診断および手術計画にきわめて重要な情報を与える有力な補助診断装置となってきている．

胸部のヘリカル CT

1989年にケーブル・レスのスリップリング方式のCT装置と，その生データをボリュームで採取する方法とが相まってヘリカルCTが開発された[1]．その特徴はスキャン時間の高速化と，体軸方向に隙間のない連続した体積データが得られることである．この特徴から呼吸器科領域では，ヘリカルCTは肺癌集検を始めとするスクリーニングとして利用されたり，三次元再構成画像や多断面再構成画像（multiplanar reconstruction；MPR）により病変の立体的把握をより容易にするために応用され，その有用性についての報告が増加している[2〜6]．本項では肺癌症例を中心に，中枢気道と肺野末梢の両病変について，3D画像作成に至適な条件を検討するとともに，その有用性，問題点，さらには将来の展望についても解説する．

I. 対象と方法

対象は1994年12月から1995年6月までに，駿河台日本大学病院放射線科ならびに関連施設でヘリカルCTによる3D画像が作成された33例である．その内訳は原発性肺癌25例，転移性肺癌2例，過誤腫1例，肺結核症3例，中葉症候群2例の計33例である．なお症例の診断名と主な病変の存在部位を表2に示す．

装置は東芝製 Xvigor で X線管球容量は6.5 MHU を擁し，管電圧120 kV，管電流150〜200 mA で1回の呼吸停止間に撮影した．病変部を通常，ビーム幅2 mm，寝台移動速度2 mm で撮影し，得られた axial 画像を東芝製画像処理装置 Xtension に転送し，ボリュームレンダリング法で画像再構成した．

表2 対象症例

診断名	気管	気管支					細気管支肺胞領域
		0次	I次	II次	III次	IV次	
原発性肺癌 (25)*							
扁平上皮癌 (6)	2	4					
腺　　癌 (15)			1	2	2	2	8
小細胞癌 (4)	1	3					
転移性肺癌 (2)			1		1		
過誤腫 (1)							1
肺結核症 (3)							
気管支結核 (1)					1		
結核腫 (2)							2
中葉症候群 (2)		2					

*( ) 内は各症例数

表3 中枢気道病変の描出能（modality別）

	気管	気管支				
		0次	I次	II次	III次	IV次
CT	1/1	2/2	9/9	1/4	0/4	0/2
HRCT*	1/1	2/2	9/9	4/4	4/4	2/2
3D-CT	1/1	2/2	9/9	1/4	0/4	0/2
気管支ビデオスコープ	1/1	2/2	9/9	4/4	4/4	2/2

n＝22（病巣数），＊HRCT；高分解能CT

表4 肺癌の気管支鏡分類と3D-CTの描出能

	粘膜主体型		
気管支鏡分類*	表層浸潤型	結節隆起型	ポリープ型
3D-CTの描出能	0/4	5/5	3/3

n＝12（病巣数），＊肺癌取扱い規約による

本法では再構成段階で，閾値の設定により三次元画像が微妙に変化するので，閾値の上限値と下限値の設定が重要と考えられている．したがって全症例で，作製した3D画像を，通常のCTおよび高分解能CT（high resolution CT，以下HRCT）所見と対比した．さらに中心気道病変では気管支ビデオスコープ（Broncho video scope，以下BVS）像と，肺野末梢部病変では切除標本と比較し，至適条件を決定するとともにその有用性を検討した．

II．結　果

1．中枢気道病変

至適閾値を決定するため上限値を50HUに固定し，下限値を変化させて得られた3D画像をBVS像と比較した結果と，得られた下限値を固定し，上限値を変化させた結果から，中枢気道の軟骨輪や縦走襞が最もよく描出できる条件は，上限値－200HU，下限値－700HUであった．この閾値を用い，IV次気管支までの気道病変を各modality別に検討した結果，BVSとHRCTは亜区域気管支ですべての病変を描出することができたが3D-CTではII次気管支から末梢の病変の描出は困難であった（表3）．

次にI次気管支までに病変を認めた肺癌症例で，肺癌取扱い規約による気管支鏡所見分類と3D-CTの描出能を示した．

特に粘膜病変の描出能を検討するため，粘膜主体型の3型に限り検討した結果では，結節隆起型・ポリープ型では全例が描出されたが，表層浸潤型では描出されなかった（表4）．

2．肺野末梢病変

至適閾値を決定するため，肺実質と肺腫瘤のCT値を基準にし，段階的に閾値を設定し検討した結果，至適閾値は上限値－200～50HU，下限値－700HUであった．次に腫瘤影の辺縁の性状と内部構造および周囲の既存構造への影響との関係を検討したが，3D画像はHRCT像に比し，空洞形成性病変を除き内部構造は描出されなかった．しかし辺縁の性状，周囲の既存構造の影響はどの方向からも検討することができた．

III．症例供覧

症例1（図32）：48歳，男性．肺腺癌．胸部単純写真では右肺門部上葉枝口に一致して不整な結節影があり，CT像では右上葉枝を閉塞し，気管壁外にも発育する腫瘤を認める．BVS所見では右上葉枝は結節隆起型の腫瘤で閉塞し，粘膜下浸潤を伴っている．3D-CT内視像では，縦隔側気管支壁はカットしていて，結節状腫瘤はほぼBVS所見と同様だが粘膜下浸潤の所見はとらえられていない．

症例2（図33）：42歳，男性．肺腺癌．胸部単純写真では右S^6に結節影を認め，HRCT像では

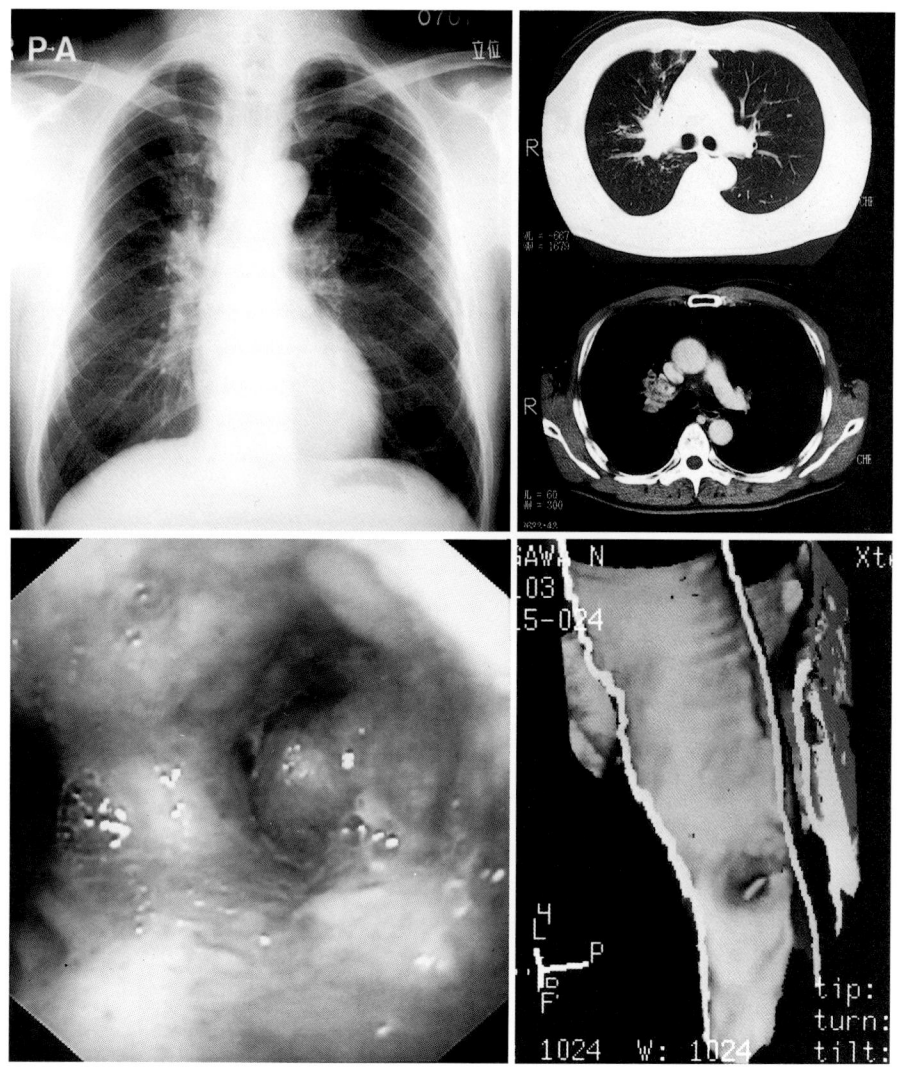

図32

薄壁空洞を呈し，胸膜陥入，末梢性集束像を伴っている．3D-CTでは立体的把握がより容易にできる．

IV. 考　察

ヘリカルCTの特徴はスキャン時間の高速化と対軸方向に隙間のない体積データが得られることに集約される．呼吸器領域ではスキャン時間が高速化することにより，ヘリカルCTが肺癌の一次・二次検診に応用されている[2,3]．これらの検診の終局の目的は早期肺癌の検出精度を上げ，被曝線量をも軽減させ，かつコスト・ベネフィットにも優れ，ひいては肺癌の治療成績が向上することである．しかし，大規模検診となると読影に要する時間，発見された異常影の指導区分の決定，確定診断法など検討すべき問題も多々残されている．今後はこれらの問題点の解決に加え，検診の効果を肺癌のみではなく，びまん性肺疾患や虚血性心疾患などからも検討していく必要があると思われる．

ヘリカルCTのもう1つの特徴である連続した

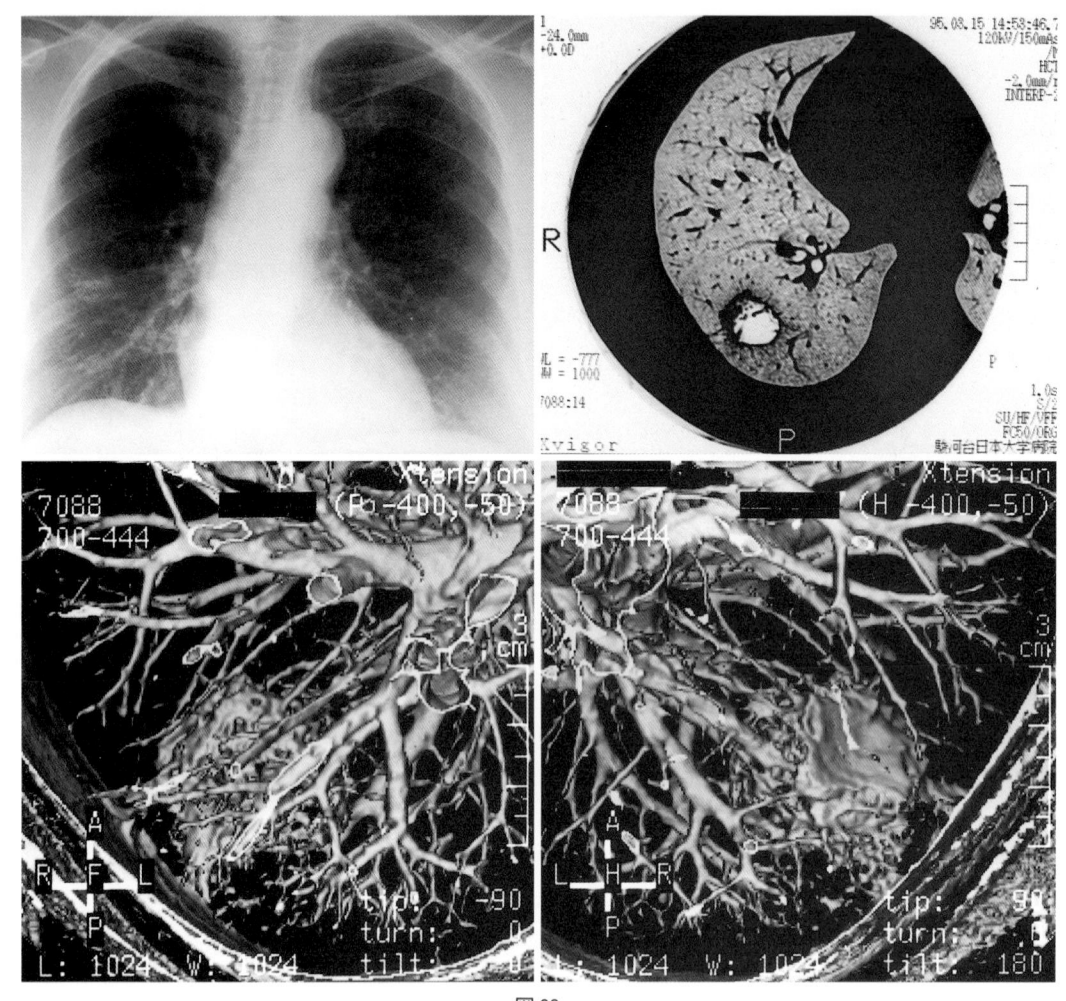

図33

体積データが得られることにより作成される3D画像は，中枢気道，肺野末梢両病変ともに閾値設定により微妙に変化した．

今回検討した結果からは，中枢気道病変では，上限値-200 HU，下限値-700 HU，肺野末梢病変では上限値-200～50 HU，下限値-700 HUが最適と考えられた．しかし，この値も絶対的なものではなく，周囲の肺の含気や縦隔内脂肪組織の程度，胸壁などにより影響を受け，このことは他家の報告でも同様であった[6,7]．したがって，各症例ごとにより容易かつ客観的に至適閾値が決定できるようソフトウエアの改良が急務である．

中枢気道病変では，3D-CTの内視像とBVS像とを対比した結果，3D-CTはI次気管支までの気管支の狭窄・隆起性病変は描出可能であったが，気管支上皮，粘膜襞の変化はBVSに及ばなかった．したがって，3D-CTによる内視像は通常のCTにI次気管支までの気管支内の情報を付加しうるが，II次気管支から末梢の病変の描出は困難だった．しかし，HRCTではII・III次気管支の病変でも描出されていて，今後3D-CTでも画質の向上があればHRCTと同様により末梢まで適応は拡大されると思われた．

肺野末梢病変では，3D-CTはHRCTに比し，空洞形成性病変を除きその内部構造を描出することができず，このことは腫瘤影の鑑別診断にとっ

て不利である．しかし，その辺縁部の性状，周囲の気管支・肺動静脈，胸膜などの既存構造への影響を立体的に把握することがより容易になる．したがって，現時点では3D画像はHRCTに補足的な情報を付加するものである．

まとめ

現在，すでにヘリカルCTは診断のみではなく，肺癌治療後の効果判定や経過観察，気道狭窄へのステントの留置，気管支形成術など治療への応用がなされている．しかし，3D画像は人工的に構築されるもので，結果の解釈には慎重を期す必要がある．一方，ヘリカルCTはいまだ発展途上にある機器で，今後空間分解能の向上とデータ処理の迅速化により，さらなる臨床応用が期待されている．

文献

1) 木村和衛, 古賀佑彦, 監：ヘリカルスキャンの基礎と臨床．医療科学社, 1993

2) 松本満臣：らせんCTによる肺癌集検：肺癌検診用CT（LSCT）のパイロットスタディの概要と問題点．臨床放射線 40：767-776, 1995

3) 竹村俊哉, 酒井英郎, 楠本昌彦：ヘリカルCTの肺癌二次検診への応用．日本医放会誌 52：1322-1324, 1992

4) Kalender WA, Seissler W, Klotz E, et al.: Spiral volumetric CT with single-breath-holdtechnique, continuous transport, and continuous scanner rotation. Radiology 176：181-183, 1990

5) 橋本直人, 緑川重夫, 藤田徹夫, 他：ヘリカルボリュームCT（HVCT）の臨床的応用—肺野腫瘤性病変への有用性．断層映像研究会誌 17：158-163, 1990

6) 足立秀治, 竹村俊哉, 三村文利, 他：肺癌におけるヘリカルCTを用いた3D再構成画像による内視画像および気管支像（3DCT-bronchoscopyおよびbronchography）の評価．臨床放射線 39：41-48, 1994

7) 栗山啓子, 細見尚弘, 沢井ユカ, 他：肺腫瘤性病変のSpiral volume CTによる三次元表示；その方法と代表的病変のCT所見について．臨床放射線 39：8-13, 1994

肝腫瘍のヘリカルCT（その1）
─肝細胞癌─

　ヘリカルCTはX線管球を連続的に回転させ，同時に被検者を乗せたテーブルを体軸方向に連続的に移動させながら撮影する方法である．その特徴は撮影の高速性にあり，1回転あたりの所要時間が1秒であり，また30秒間の連続回転が可能である[1]．日本人成人の肝臓は頭尾側方向で平均14～16 cmであり，ヘリカルCTでは1回の呼吸停止下でわずか20秒ほどで全肝のスキャンが可能である．このため従来のCT装置と比較して呼吸による位相のずれがなく，高速回転による全肝のダイナミックスタディが可能となり，肝臓における血行動態の観察にも有用となった[2]．これにより特に肝動脈より豊富な血流を受ける肝細胞癌（HCC：hepatocellular carcinoma）の診断能が向上した．またボリュームスキャン法であり連続データが得られるため，多断面画像構成や3D画像構成が可能である．本項では肝細胞癌のヘリカルCT像ならびにその有用性につき述べる．

I. 方　法

　使用機種は東芝製Xvigor，X線管球は6.5 MHU，画像処理装置はXtensionを使用した．造影方法は単純CT施行後，非イオン性造影剤総量100 mlを2～3 ml/sの速度で上肢の静脈から自動注入器を用いて注入し，1回の呼吸停止下で造影剤注入開始35秒後に動脈優位相（early phase），120秒後に門脈実質相（late phase）を撮影した（図34）．

II. 症例供覧

　症例1：60歳，男性．
　C型肝硬変症に合併した肝細胞癌症例である．造影CT動脈相では異なったスライスに高吸収域結節が描出された（図35）．血管造影ではCTと一致する部位に腫瘍濃染像を認めた（図36）．一

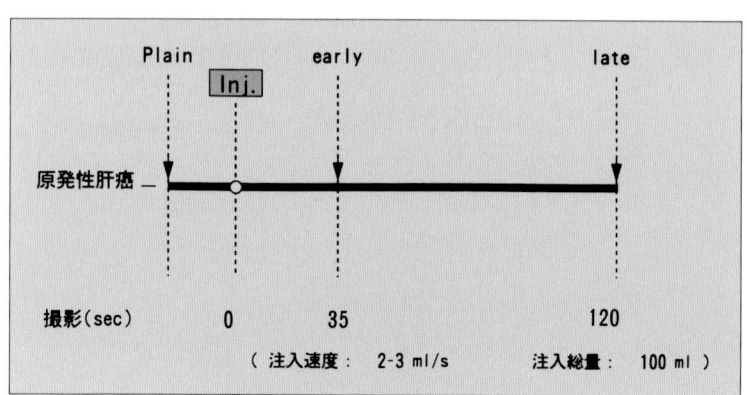

図34　造影CTのタイミング
（原発性肝細胞癌）

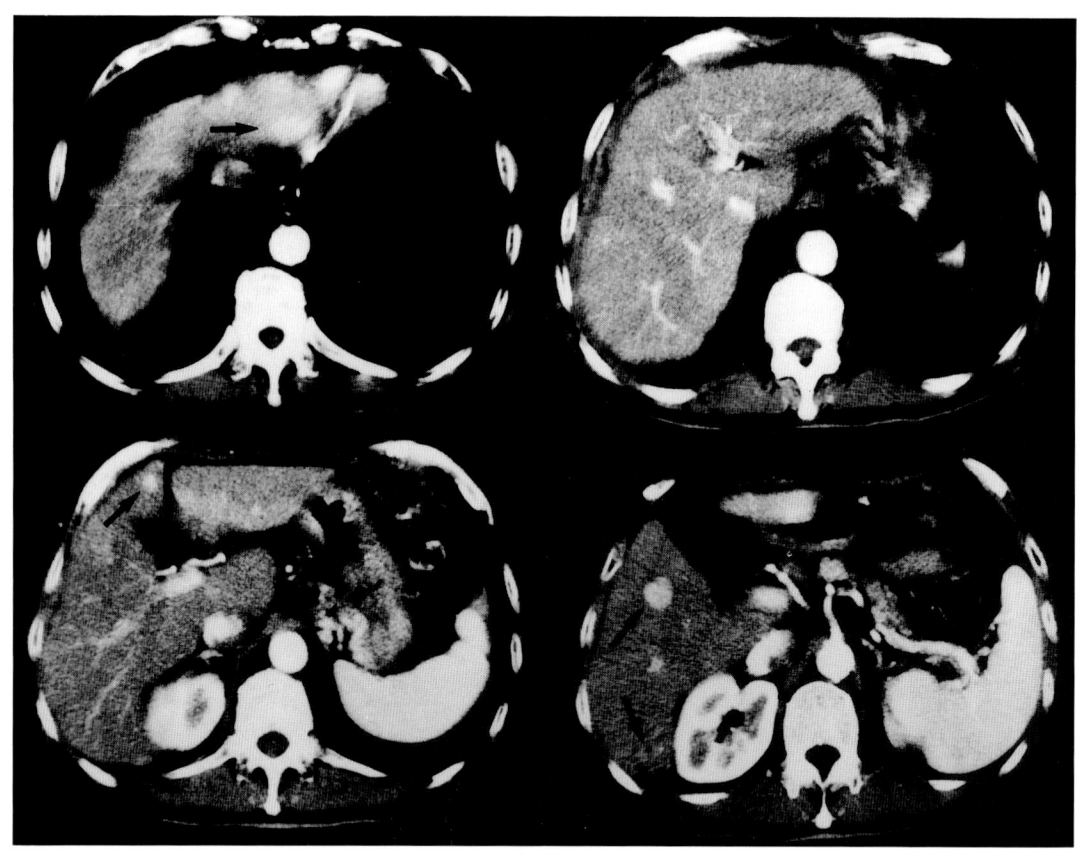

図 35

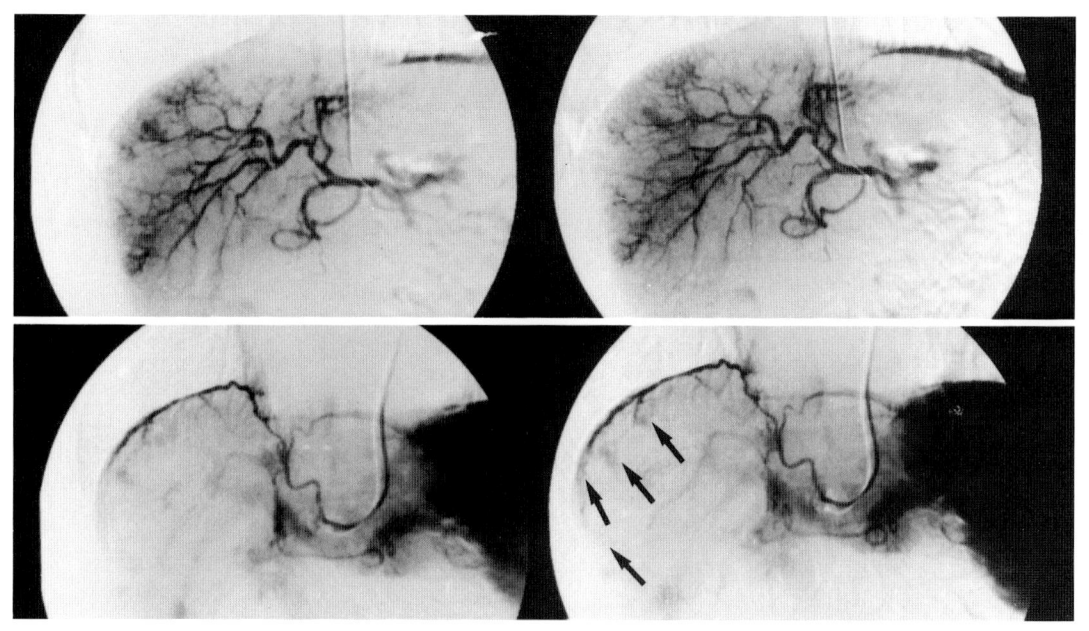

図 36

肝腫瘍のヘリカル CT(その1)―肝細胞癌―

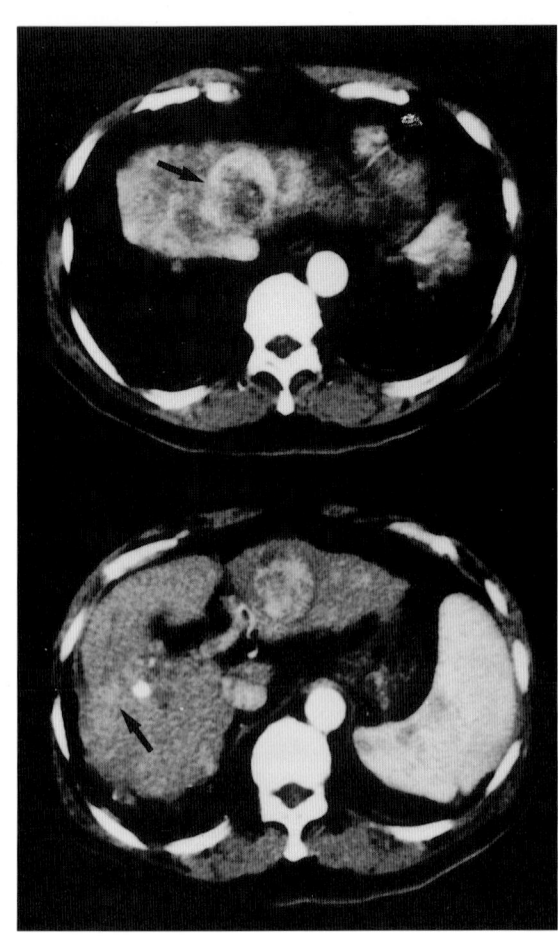

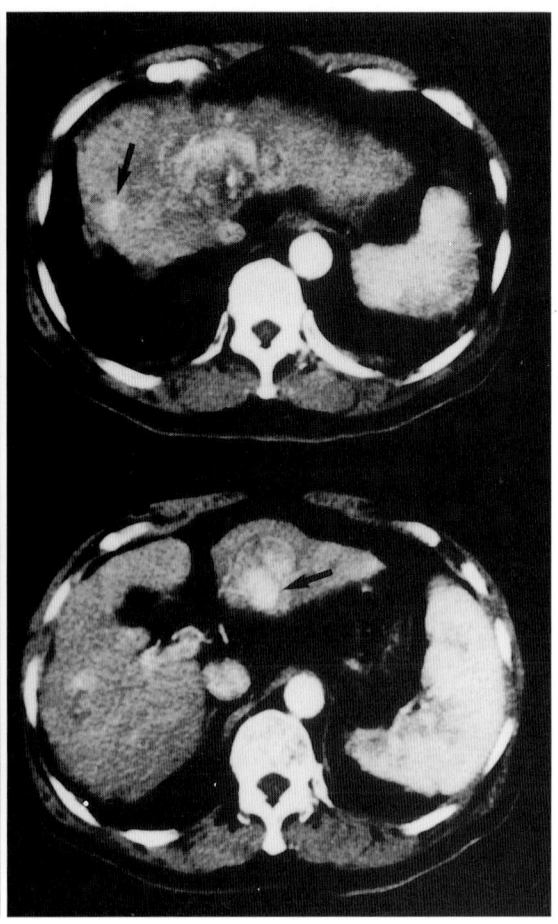

図37

般に肝細胞癌は動脈血流に富み，門脈血流の関与がほとんどないため，単純CTでは低吸収域，造影CT動脈相では高吸収域，門脈相では低吸収域として描出される．

　症例2：56歳，男性．

　B型肝硬変症に合併した肝細胞癌症例である．腹部超音波検査では内部エコーが粗く（メッシュパターン）腫瘍の描出は困難であった．造影CT動脈相では各スライスに高吸収域結節を認め（図37），多発性肝細胞癌の診断を得た．従来のCT装置では，あるスライス面のダイナミックスキャンしか行えなかったが，このようにヘリカルCTでは全肝のダイナミックスキャンが可能であり，多発性肝細胞癌の診断や肝細胞癌早期発見に有用な検査手段である．

III. 肝細胞癌におけるヘリカルCTの応用

　ヘリカルCTはボリュームスキャン法であり連続データが得られるため，次のような臨床応用が考えられる．ここでは特にMIP法を中心にその有用性を述べる．

1. 最大値投影法（MIP法）

　MIP法は全肝を上下方向に圧縮したような画像に再構成したものであり，同一平面上に肝内のすべての病変を表現する方法である．図38は症例1のMIP像であり，図39は症例2のMIP像である．MIP法では造影CT動脈相で各スライスに見られたすべての高吸収域結節が同一平面上に描出され，従来複数のスライスを見ていたものが，1枚の写真で簡潔に診断できる利点を有する．

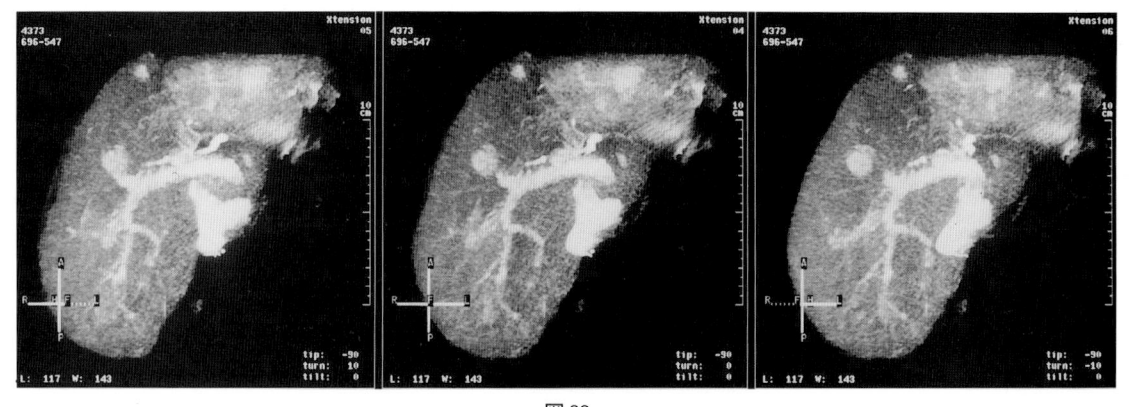

図38

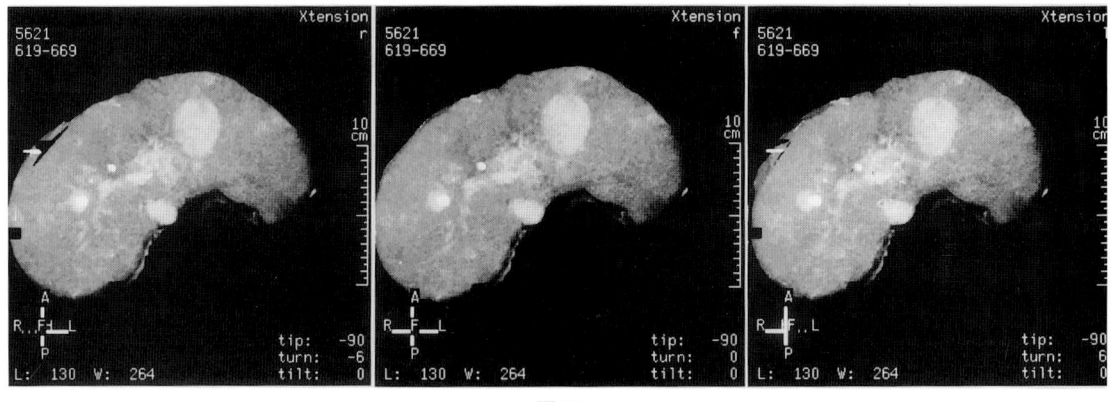

図39

また中央の写真は下から見たものであり、右の写真は右方向に6度、さらに左の写真は左方向に6度ずらしたものであり、中央と右、中央と左とを交差法で見ることにより、立体視が可能なように配列してある。これにより高吸収域結節同士の上下関係を把握することができる。さらにMIP法と血管造影とを組み合わせることで立体的診断が可能である。

2. 任意多方向断層 (MPR法)

MPR法は任意の角度や曲面の断層像を描出するものであり、腫瘍と血管との関係が明確になるなどの有用性がある。

3. subtraction CT

subtraction CTは造影された時相のボリュームデータから単純CTのボリュームデータを引き算して、造影部位をより強調する方法である。治療後の肝細胞癌において、リピオドールの集積のある場合における、わずかなviabilityの判断などの有用性がある。

IV. 考察

一般に肝細胞癌は動脈血流に富み門脈血流の関与がほとんどないという性質を有するため、質的診断には自動注入器を用いたダイナミックスキャンが行われ、動脈相では高吸収域に、さらに門脈相では低吸収域に描出される[3]。しかし従来のCT装置では1スライス面の腫瘍の経時的変化の追求しか行えず、多発する腫瘍においては検査方法や診断能の点で問題があった[4]。ヘリカルCTでは全肝のダイナミックスキャンが可能となり多発性肝細胞癌の診断能は著しく向上した。また動

脈血流がわずかでもあれば動脈相で描出されるため，これまで困難とされていた小肝細胞癌の検出も可能となり[5]，これらはヘリカルCTの最大の利点といえよう．

前述したMIP法は腫瘍径が2cm以上であれば，1スライス内に複数個の結節がほぼ100%描出可能であり，立体視によりそれらの位置関係も明確となり，肝細胞癌の診断に有用と考えられる．他の方法も有用であり今後検討する予定である．

以上，肝細胞癌のCT像とヘリカルCTの有用性および臨床応用について述べた．

文　献

1) 市川太郎，他：Helical Scanning CTの上腹部への臨床応用．日医放会誌 51 (8)：942-949，1991

2) 市川太郎，他：肝細胞癌の診断における Helical Scanning CT の有用性．臨放 37：649-654，1992

3) 森山紀之，他：肝CT読影の実現．金原出版，東京，1987

4) 堀口祐爾，他：高速CTを用いた肝腫瘍の診断．腹部画像診断 14 (11)，1029-1039，1994

5) 黒沢良知，他：肝細胞癌の検索における helical CT の有用性．日画医誌 13 (3)，179-188，1994

肝腫瘍のヘリカル CT（その２）

肝臓におけるヘリカル CT の利点は，１回の呼吸停止下で全肝のスキャンができるため，呼吸停止位置のズレによる位相のズレ，すなわち"はずれ"がないことと，連続的な，ダイナミックスタディが可能であることから，小病変の検出率が非常に高くなったことである．広範なダイナミックスタディでの動脈血流の評価はヘリカル CT の第一の長所であることから[1]，本項でも肝細胞癌と肝血管腫につき症例呈示して述べたい．さらにヘリカル CT はボリュームスキャン法であることより，表１のごとく種々の画像再構成が可能であり，前項では肝細胞癌に対する最大値投影法につき紹介したが，本項では，塞栓療法後の肝細胞癌における subtraction CT について述べたい．

I．造影 CT のタイミング

図 40 に示すごとくである．当院では腹部超音波検査などにて肝血管腫が疑われた場合，late phase の後さらに ultra late phase を施行している．使用機種は前項を参照されたい．

II．症例供覧

症例 1：塞栓療法後の肝細胞癌症例で，単純 CT にてリピオドール集積を認めるが，他部位に

表5　ヘリカル CT の特徴

・高速連続 scan により１回の息止めで全肝撮影が可能
・volumetic dynamic scan が可能
・種々の画像再構成が可能
　最大値投影法（MIP）
　volume subtraction CT（VSCT）
　任意曲面断層画像（MPR）
　三次元画像（surface rendering）

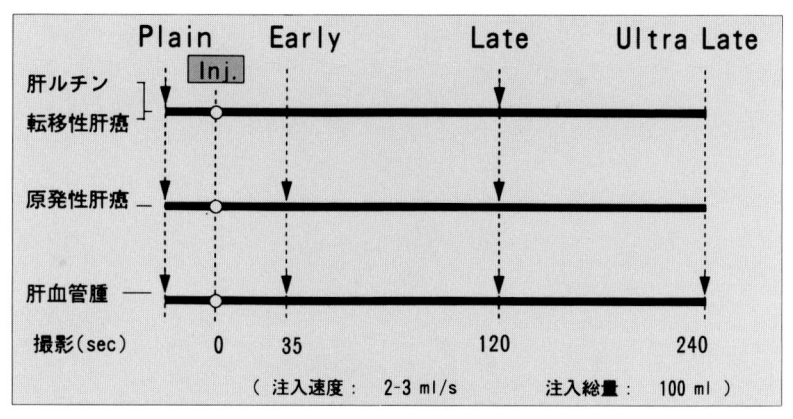

図40　造影 CT のタイミング

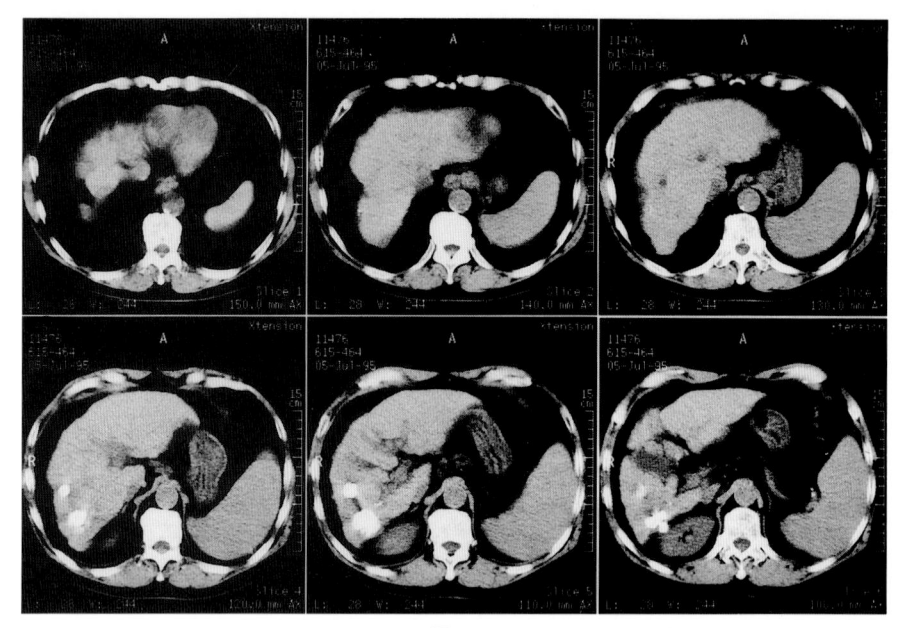

図 41

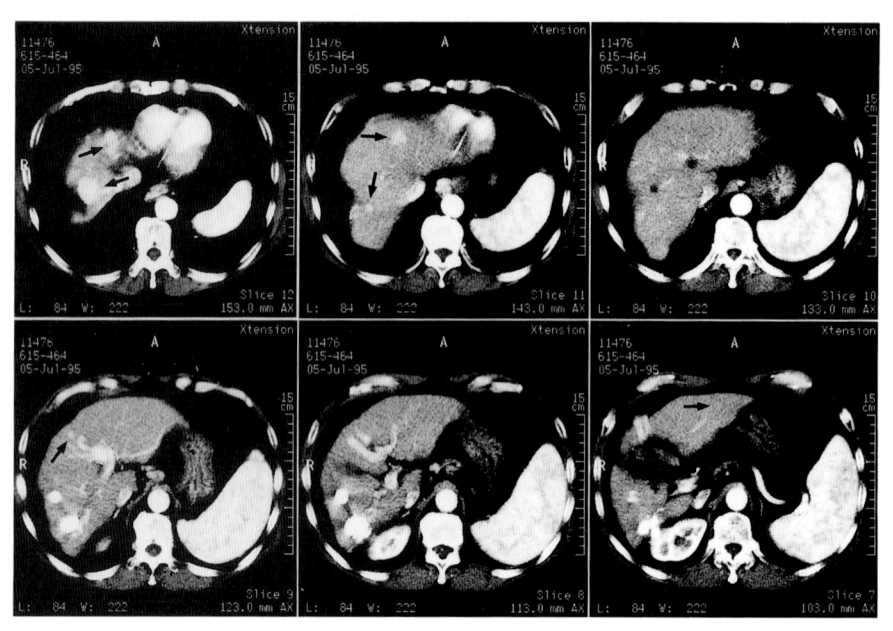

図 42

明らかな腫瘤性病変は認めない（図 41）．

early phase では矢印に示すごとく高吸収域の多発肝細胞癌を認める．なかには 1 cm 以下の病変もあり，わずかでも動脈血流があればヘリカル CT で描出可能である（図 42）．

症例 2：肝血管腫が肝内に 2 個存在する症例である．単純 CT では S_3 と S_6 に約 2 cm の LDA を認め，early phase で辺縁部から強く濃染され，ultra late phase で均一な濃染像を呈する（図 43）．

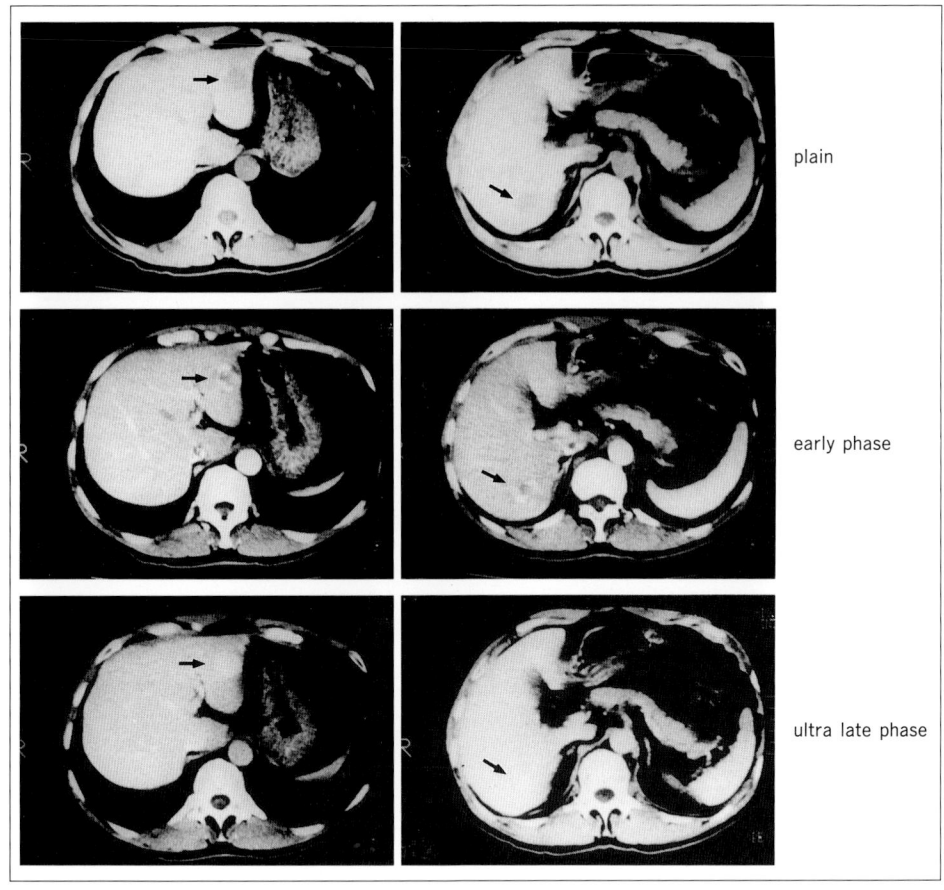

図43

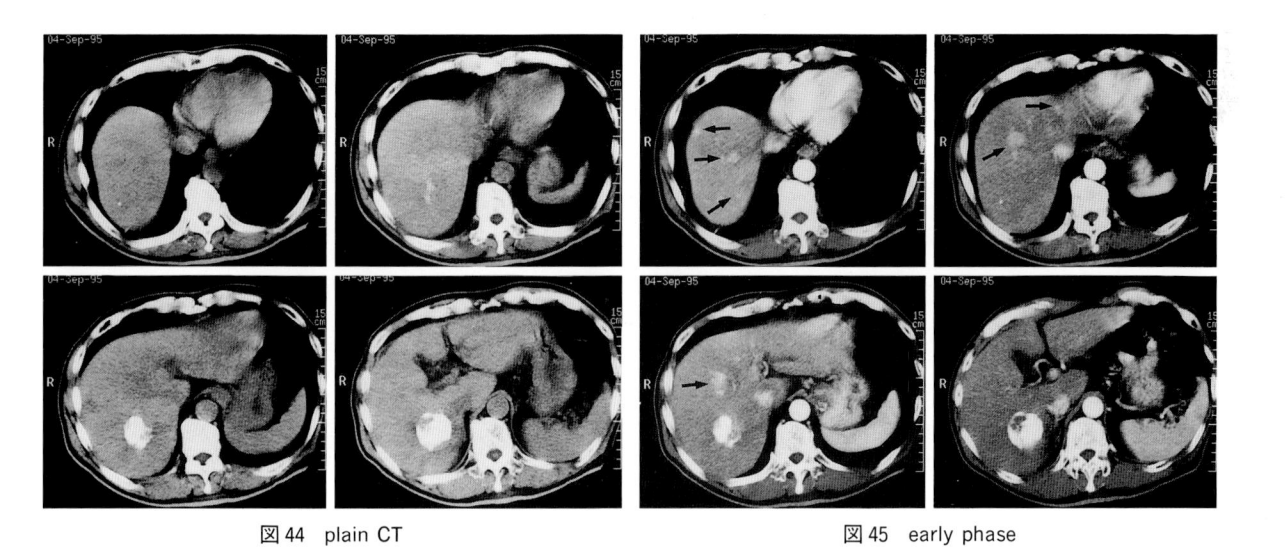

図44 plain CT

図45 early phase

肝腫瘍のヘリカルCT（その2）

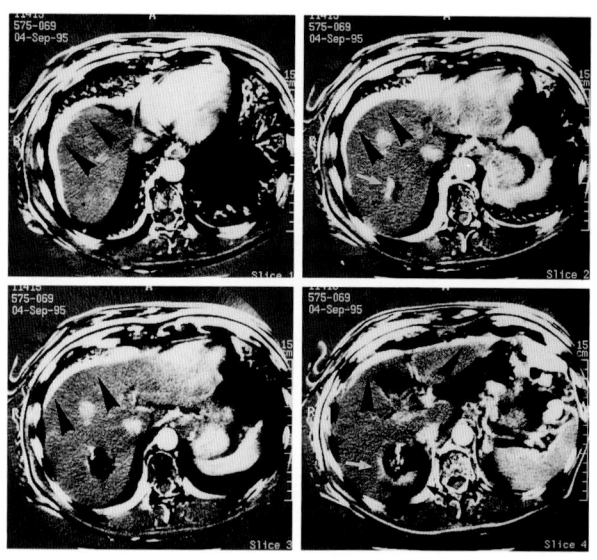

図46 subtraction CT

また，ここでは症例呈示していないが転移性肝腫瘍や，肝内胆管癌の診断においても小病変の見逃しが少ないことよりヘリカルCTの有用性は高い．一般に転移性肝腫瘍はhypovascularな病変であることが多いが，ダイナミックスタディ早期相で辺縁部が淡く染まり後期相で中心が濃染される性質を有する．平滑筋肉腫・甲状腺癌・腎癌の肝転移はhypervascularであることが多く，ダイナミックスタディが有用であることはいうまでもない[3]．

III. 肝細胞癌における ヘリカルCTの応用 —— subtraction CTについて

subtraction CTとは，造影された時相のボリュームデータから単純CTのボリュームデータを減算し，造影部位をより強調する方法である．実際の症例を呈示し説明を加える．図44は塞栓療法後の肝細胞癌症例の単純CTであり，右後区域に約4cmの比較的均一なリピオドール集積を認める．

図45は同症例のearly phaseであるが，矢印のごとく他部位にhyperenhancementされる多発性結節を認める．しかし，単純，造影CTを比較してもリピオドール辺縁部の造影剤の有無は判断できない．これらCTのボリュームデータを減算したsubtraction CTを図46に示す．単純，造影両CTに存在するリピオドールは減算により消去されL.D.A.となるが，その上方と，下方辺縁に造影剤を認め（矢印），viableな肝細胞癌の存在を確認できる．このようにsubtraction CTは塞栓療法後のリピオドール辺縁部のviability評価に有用である．subtraction CTの欠点としては，単純CT，造影CTの減算の際の位置合わせが困難であることにあり，若干のズレによってアーチファクト（太い矢印）が入ってしまう．これを解決すべく現在減算方法を検討中である．

IV. 考 察

肝細胞癌の早期診断のためのスクリーニング法として，肝癌の高危険群に対し2〜3ヵ月ごとに超音波検査，腫瘍マーカーを測定することが，現在全国でルーチンに行われている[3]．超音波検査は非侵襲的であり，頻回の検査施行が可能で，小結節性病変の検出率も高いことより肝癌のスクリーニングにおいて中心的役割を担っている．し

かし感度が検者の熟練度に依存するほか，内部エコー不均一例，右横隔膜直下病変，右葉肝表面病変の検出に弱いという問題点を有する[4]．ヘリカルCTの出現によりこれら超音波上の死角はかなりカバーされるようになった感がある．ヘリカルCTは1回の呼吸停止下に全肝がスキャンできるため小病変の検出率が高く，連続したダイナミックスタディが可能であるため，肝腫瘍の質的診断にもきわめて有用であり，少なくとも動脈血流のある腫瘍の診断は飛躍的に進歩した[5]．さらにヘリカルCTはボリュームスキャンであるので種々の画像再構成が可能であり，とりわけ肝細胞癌に対し，最大値投影法，subtraction CT が有用であることを述べた．存在診断能，質的診断能，さらに治療後の効果判定はすべて従来のCTとは比較にならないほど進歩した．今後肝癌の予後はさらに向上するものと考える．

文 献

1) 市川太郎，他：肝細胞癌の診断における Helical Scanning CT の有用性．臨放 37：649-654, 1992

2) 高安賢一，他：転移性肝癌におけるCTの役割．腹部画像診断 12：423-431, 1992

3) 杉浦信之，他：肝細胞癌の早期診断のためのstrategies. Medicina 29：1640, 1992

4) 工藤正俊：細小肝癌早期発見のために各種画像診断スクリーニング．内科 74：639-648, 1994

5) 堀口祐爾，他：高速CTを用いた肝腫瘍の診断．腹部画像診断 14：1029-1039, 1994

門脈圧亢進症のヘリカル CT

門脈圧亢進症とは，何らかの原因によって門脈圧が亢進する結果として生ずる肝血行動態の変化を基盤として起こる症候群である．

原因として最大のものは肝硬変症であるが，その他に肝外門脈閉塞症（悪性腫瘍，門脈炎，先天性など）によるものや肝外肝静脈閉塞症（Budd-Chiari 症候群，うっ血性心不全など）があり，原因不明のものは特発性門脈圧亢進症と称されている．

門脈圧亢進症における肝血行動態の変化とは，本来なら門脈を介して肝に流入すべき内臓静脈血の一部が，門脈圧の上昇の程度に比例して肝に流入できなくなった結果としての肝内外の門脈─大循環シャント（側副血行路）の形成を主体とする変化である．これらの側副血行路が，どこにどのように形成されているかを画像的に診断するのに最も的確な手段は門脈造影法であることは自明であるが，侵襲的な検査であることから，一般スクリーニングには不適である．単純 CT でも側副血行路の有無や程度はある程度診断できるが，これに造影を加えることで診断効率は上昇する．さらに，ヘリカル CT ではダイナミック造影 CT を利用することによって肝血行動態をリアルタイムに把握することが可能であり，非侵襲的に行える利点もあり，側副血行路の存在とその程度を診断するのに最も適している．

本項では，門脈圧亢進症による側副血行路の形成の概要について述べ，門脈系および肝静脈系のヘリカル CT 造影法を概説し，脾腎シャントおよび Budd-Chiari 症候群の症例を呈示することとする．

I．肝内外の側副血行路の形成

前述したように門脈圧亢進症では，食道静脈瘤，脾腎シャント，痔静脈瘤の形成など肝の内外に種々の側副血行路が形成される．

これらの種々の短絡路を模式化して図 47 に示す．

II．門脈系のヘリカル CT 描出法

門脈系のヘリカル CT スキャンニングを行う際にもっとも重要なのは造影剤の注入速度と，注入後の撮影開始のタイミングである．

ある程度の個人差はあるが，われわれの施設では 3 ml/sec の速度で造影剤を注入し，注入開始 70 秒後からの 1 回息止め（約 20 秒間）で撮影している．

III．肝静脈系のヘリカル CT 描出法

肝静脈系は門脈系の描出に引き続いて描出されるので，門脈系の場合より 5〜6 秒遅らせたタイミングで撮影すると良い画像が得られるようである．

IV．症　例

症例 1：脾腎シャント

図 48 a および 48 b は腎を前上方から見下ろした形で 3 D 構成したものであり，図 49 a および 49 b は後上方からの鳥瞰画像である．それぞれ

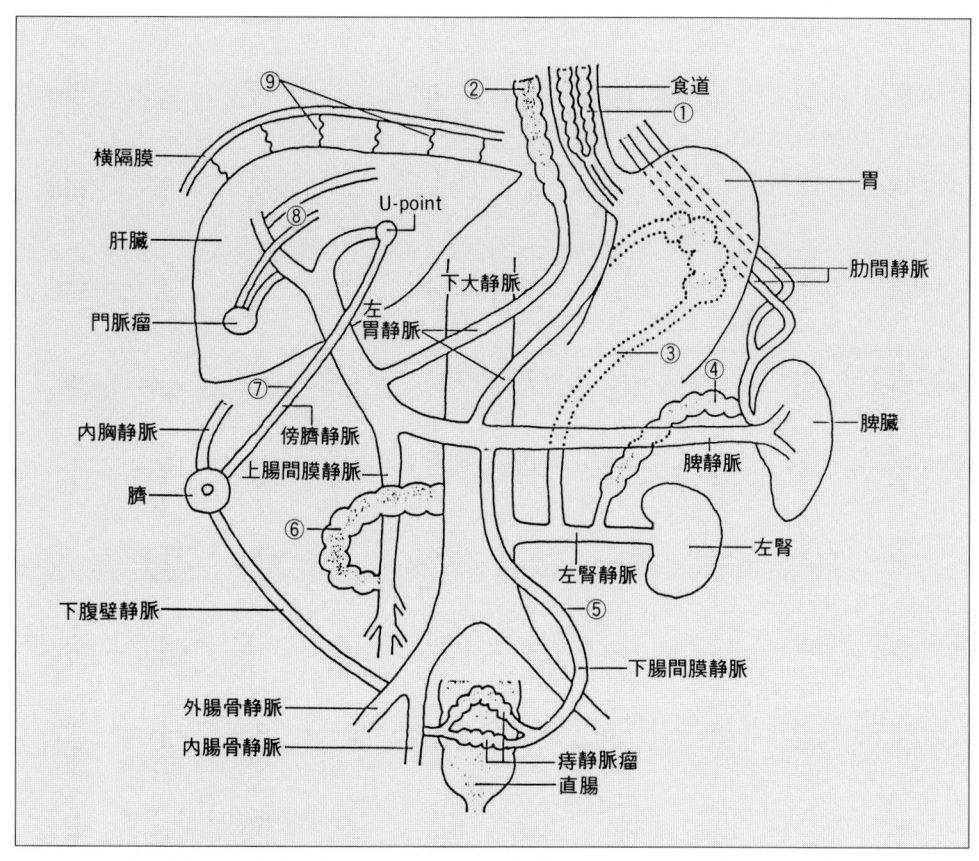

図47 門脈圧亢進症に伴う種々の肝外および肝内門脈と大循環の間の短絡路の模式図
①左胃静脈―食道静脈瘤，②左胃静脈―傍食道静脈，③左胃静脈―腎静脈，④脾―腎短絡，⑤下腸間膜静脈―痔静脈瘤―内腸骨静脈，⑥上腸間膜静脈―下大静脈（meso-caval）短絡，⑦傍臍静脈―下腹壁静脈または内胸静脈，⑧肝内門脈―肝静脈短絡，⑨Sappeyの静脈
（出典：高安賢一著「肝臓の画像診断」，文光堂，1991，P362より）

a，bは軸を6度ずらして立体視できるようにしてある．

今にも破裂しそうな蛇行する脾腎シャントがリアルに表現されている．

門亢症による内臓静脈瘤，特に胃や食道の静脈瘤に対しては red color sign など破裂しやすい所見のある場合には内視鏡的食道静脈瘤硬化療法や側副血行路閉塞療法が積極的に行われているが，その際に側副血行の動態に応じたもっとも適切な治療が選択されているかと言えば必ずしもそうではなく，われわれの施設を含めて，ある意味で盲目的に行われているのが現状である．ここに呈示した症例は脾腎シャントであるが，胃・食道静脈のシャントの血行動態をリアルタイムにとらえることができれば，最も短絡量の多い血管を選択的に栓塞することが可能となることが期待される．

この点に関し，造影や撮影の方法を変えて本症例のような3D画像の構成を試みているが，その結果については次の機会に譲りたい．

症例2：Budd-Chiari症候群

52歳の女性．食道静脈瘤破裂による吐血にて緊急入院．腰背部の表在静脈の怒脹と皮膚の色素沈着が著明であった．血液生化学所見からは肝硬変症の所見なく，肝炎ウイルスも陰性であった．超音波検査にてBudd-Chiari症候群が疑われた．

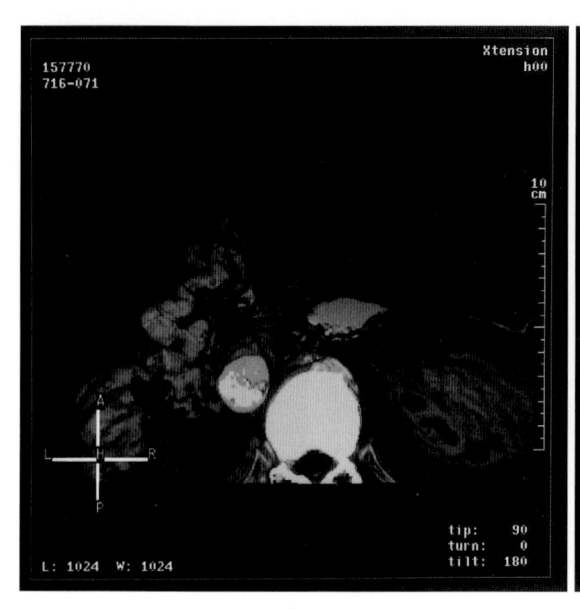

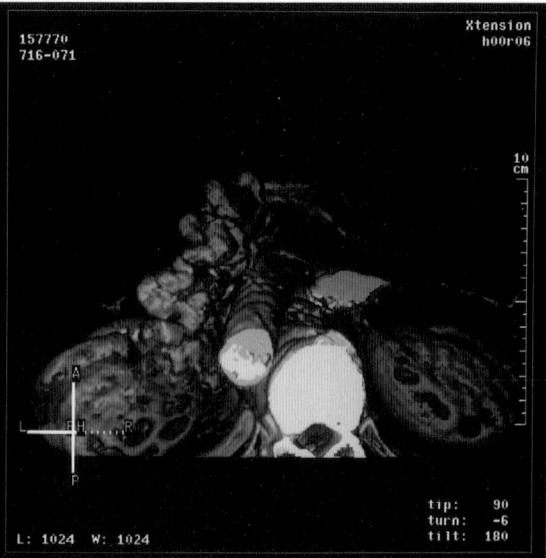

図 48

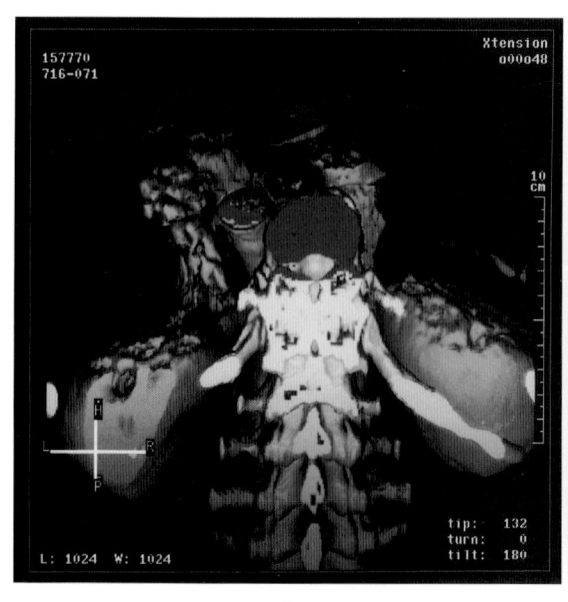

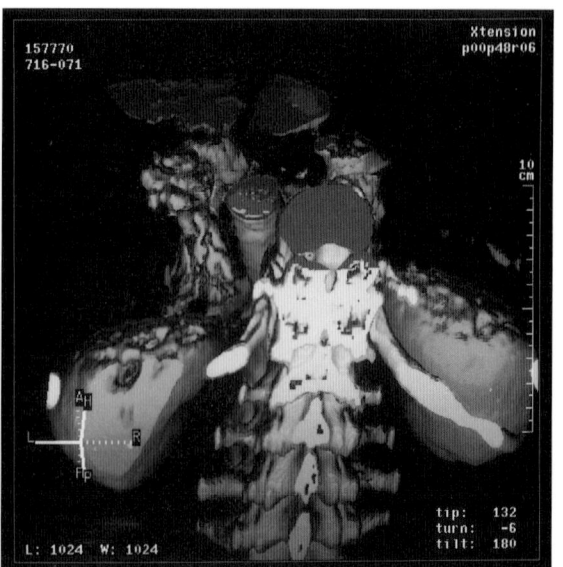

図 49

40　門脈圧亢進症のヘリカル CT

図50

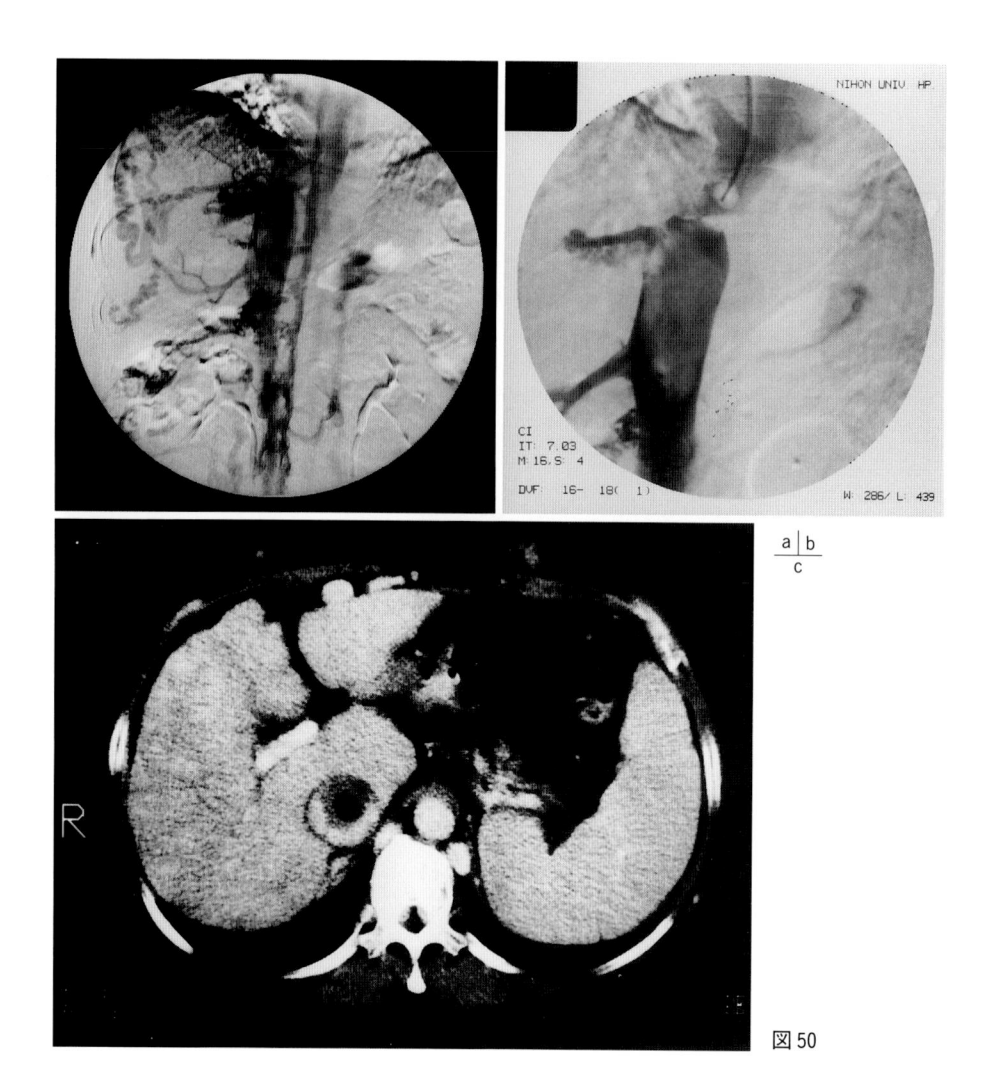

　図50 aは，下大静脈造影像である．下大静脈内の透亮像，肝静脈の拡張および腹腔内の側副血行路の形成が描出されている．

　図50 bは50 aの下大静脈部の拡大DSA像であるが，肝内下大静脈根部以下の拡張が著明でその内腔の血栓形成による透亮像がよく表現されている．

　図50 cは造影ヘリカルCT像である．拡張した肝内下大静脈と，その内腔を占拠する血栓が見られ，造影剤は血栓の周りに三日月状に描出されている．

　本症例は，以上の所見よりBudd-Chiari症候群の診断が確定し，血栓除去および血行再建術を施行した結果，肝血行動態は正常化し，門脈圧亢進症の自他覚症はすべて消失した．また汎血球減少症および肝機能異常もすべて改善された．

まとめ

　門脈圧亢進症の画像診断は，その存在の診断は比較的容易であるが，各種の内科的あるいは手術的治療を適切に行うためには，その質的な診断が重要である．

　その目的に対しての非侵襲的な検査としては本項に述べた造影ヘリカルCTが最も適しているが，まだまだ改善すべき点が多く直接的血管造影法に

頼る部分が多いと言わざるをえないのが現状である．しかし，脾腎シャント症例で呈示したような3D画像構成がすべての脈管系で的確かつ短時間でできるようになれば，直接的造影は不要となるであろう．

そのような3D-CT画像による門亢症の質的診断が可能となる日が，なるべく早く来ることを期待する．

胆道系のヘリカル CT

ヘリカル CT では，すでに述べているように，全肝を1回の息止めで撮影できる．その意味で胆道系の造影は最もヘリカル CT 向けの検査の1つであるといえる．本項では，DIC-CT，PTCD-CT について症例を供覧しながら話を進め，比較として血管造影装置を使用した回転胆道造影法 (rotational digital cholangiography；RDC) についても説明を加えたいと思う．

I．撮影法

1．造影剤注入法

1) DIC-CT

まず，従来の点滴静注法による DIC を施行する．DIC 施行後，CT 室で単純 CT を施行する．この間の待ち時間は手術を施行してある症例でなければ，従来のように横臥状態で安静にしている必要はない．むしろ，座ったり，歩いたりして体に振動を加えて，胆汁内の造影剤が攪拌されるようにした方がよい．あまり安静にしていると造影剤が下方にたまり胆汁との間で層をなし，上方が十分に撮影されなくなる．状況によっては撮影台上で1回転し，腹臥位になった状態で撮影する．

しかし，胆道再建術を施行した症例では，立位をとると，胆道内の胆汁がすみやかに空腸に流出してしまう場合が多いので，従来の DIC 撮影は施行せず，CT 撮影施行まではベッド上に安静状態にし，CT 室への移動もストレッチャーを使用して行った方がよい．撮影直前の位置決めをするときにベッド上で1回転してから撮影する．

2) PTCD-CT および RDC

胆管内に挿入されている PTCD チューブを使用して，造影剤を注入する．この際，まず，胆管内の胆汁を十分排除してから造影剤の注入を開始した方がよい．注入は透視ができる部屋で行うが，著者らは血管造影の部屋で行っている．造影剤注入後，チューブの活栓を閉じ，造影剤が流出しないようにしてから，RDC (C アーム付き DSA 装置による回転胆管造影) を施行する．その後 CT 室へ移動するが，歩行できる症例では自分で歩いて移動してもらう．

2．撮影法

撮影範囲は，目的にもよるが一般的に肝門部を中心に，総胆管の末梢が入る範囲を必ず入れるようにする．総胆管が十二指腸に開く部分までを撮影範囲に入れることが重要である．この範囲内でスライス幅5 mm，天板移動速度5 mm/s とし，息止め可能な最長時間を設定する．一般的には13 cm 前後の範囲になる．天板の移動方向は血管のように造影剤が高速に流れるわけではないので，切り上げでも切り下げでもよい．

撮影体位は病変が腹側と思われるときは原則として腹臥位で行う．それ以外は背臥位で行うことが多い．

3．再構築の方法

画像再構築の方法として，胆管系に対して主に使用したのは下記の3種類である．これらの説明はすでに行っているので今回は省略する．

a) volume rendering
b) MIP (Maximum Intensity Projection)：最大値投影法

表6 胆道系の立体的観察の手段と疾患別施行症例数

病名	DIC-CT	PTCD-CT	RDC	合計
胆管癌	1	2	18	21
胆管結石	1		1	2
硬化性胆管炎	1		1	2
先天性胆管拡張症術後	15			15
胆囊腫瘍	3		7	10
胆囊結石	9			9
胆囊その他	1		1	2
膵癌	1		4	5
膵その他	2		1	3
その他	3		1	4
合計	37	2	34	73

表7 DIC-CTにおける胆道系の造影状況

	造影良好	造影中程度	造影不良
肝内胆管	16	13	6
総胆管	36		1
胆囊	8	12	2

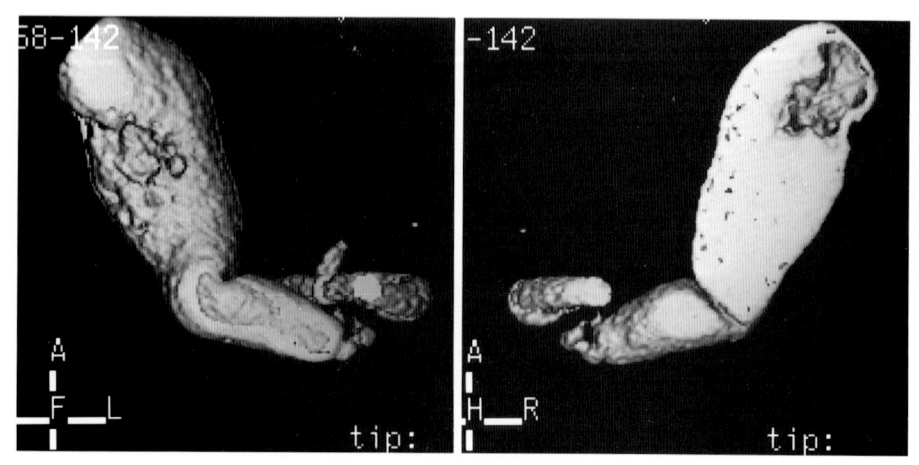

図51 胆囊癌
　aはボリュームレンダリング法で作成した外表の立体図であり，bはその腫瘍面での断層像である．腫瘍の形態を立体的に把握できる．

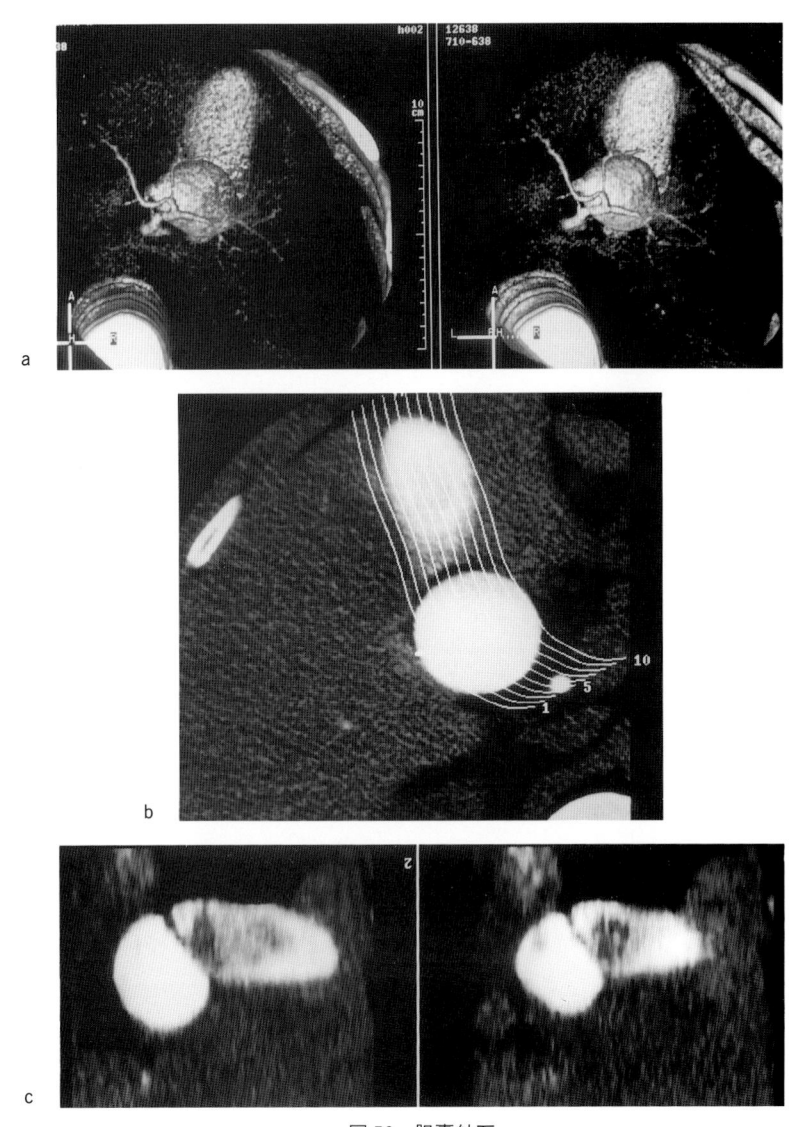

図 52 胆嚢結石
a は DIC-CT 像でボリュームレンダリング法で作成したもので，立体視できるように 6 度ずらした画像を並べてある．胆嚢がくびれている状態がよくわかる．
b は曲面多断層の作成予定線である．
c がこの線にしたがって作成した断層像で結石がよく描出されている．

c）MPR（Multi Planner Reconstruction）：任意角度連続多断層構築法

II．対象症例

平成 6 年 4 月から同年 12 月までに，駿河台日大病院，日大板橋病院に入院中あるいは通院中の胆道系疾患を有する患者および胆道系疾患を疑われた症例で，その内訳は表 6 に示す．

III. 結　果

1. 造影状況

胆道系のどの分枝までが確認できるかを手技別に検討した．PTCD-CT，RDCは直接造影剤を胆道内に注入するので，当然のことながら，全例末梢まで造影されている．しかし，DIC-CTでは，総胆管は97％（36/37）に良好な像が得られたが，区域枝まで三次元的に描出できた造影良好例は43％（16/37）に止まった．胆囊は一応全例で確認はできているが，造影剤が下方に沈殿してしまう症例が多く，良好な像が得られたのは36％（8/22）であった．

2. 合併症

造影剤注入の手技に関係した合併症では，DIC-CTで造影剤を点滴静注したときに腹痛を訴えた症例が1例見られたが，それ以外はまったく見られなかった．撮影の段階での合併症は見られなかった．

IV. 症例供覧

1. 胆囊腫瘍（DIC-CT）（図51）

肝臓側胆囊底部の胆囊癌である．DIC-CTで胆囊から総胆管にかけてボリュームレンダリング法で良好な画像が得られた．

2. 胆囊結石（DIC-CT）（図52）

胆囊中部がくびれたような形をしており，その隔壁のところに小さい結石が集まっていた．MPRでその状態がよく描出されている．

3. 先天性胆管拡張症術後症例（DIC-CT）（図53）

従来，胆道再建術の術後の状態を明確に把握するのは困難であったが，ボリュームレンダリング法，最大値投影法で良好な画像を構築することが可能になった．症例aでは種々の角度からの観察で吻合部の開通状態がきわめて良好であることがわかる．症例bでは最大値投影法で観察したが，吻合部を介して造影剤は空腸に流出されてはいるものの，吻合部はきわめて細く，狭窄状態にあることがわかる．

4. 下部胆管癌（PTCD-CT）（図54）

血管造影では後上膵十二指腸動脈の限局性の狭窄とその分枝の断裂像が認められるが，所見としてはあまりハッキリしない．RDCによって，下部胆管が完全に不整な状態で閉塞しているのが確認できた．PTCD-CTを行うと断裂部はやや膨隆し，その断裂面の凹凸が激しいことが頭側尾側を含めたあらゆる角度から確認できる．断裂部を拡大するとその変化はより明瞭に描出される．

5. 肝門部胆管癌（PTCD-CT）（図55）

血管造影で左葉を中心とした肝内細胆管癌であることが診断される．門脈像で左門脈枝はほとんど完全閉塞の状態にあり，肝門部への浸潤が明らかとなった．PTCD-CTでは特に尾側からの構築像で肝門部での各胆管分枝の走行状態，狭窄の状態などがきわめて明瞭に確認できた．

V. 考　察

胆道系の造影に対する，ヘリカルCTの撮影は，胆管内の造影剤の流出がきわめて遅いため，単純撮影を1回行うだけで終了する．しかも，再構築で種々の方向からの胆管像の検討が行え，さらに，指定した曲面あるいは平面での連続断層像を構築できるなど，従来の経静脈的胆道造影に比較し，より多くの情報を提供することができる．

合併症に関しても一般的な胆道系の造影とまったく同等であり，ヘリカルCTを行ったために惹起されるものは皆無であり，今後，臨床診断の能力向上のために多用される価値のあるものと考えられた．

本法の適応に関しては，胆道系疾患すべてが考えられるが，造影能力を考慮に入れると，胆道再建術施行後の吻合部の状態の確認，術前症例の主な分枝および胆囊管の分岐形態の確認，主な肝管から総胆管に至る胆道の走行に沿った断層像の診断，胆道再建術予定症例の肝門部付近の胆管の分

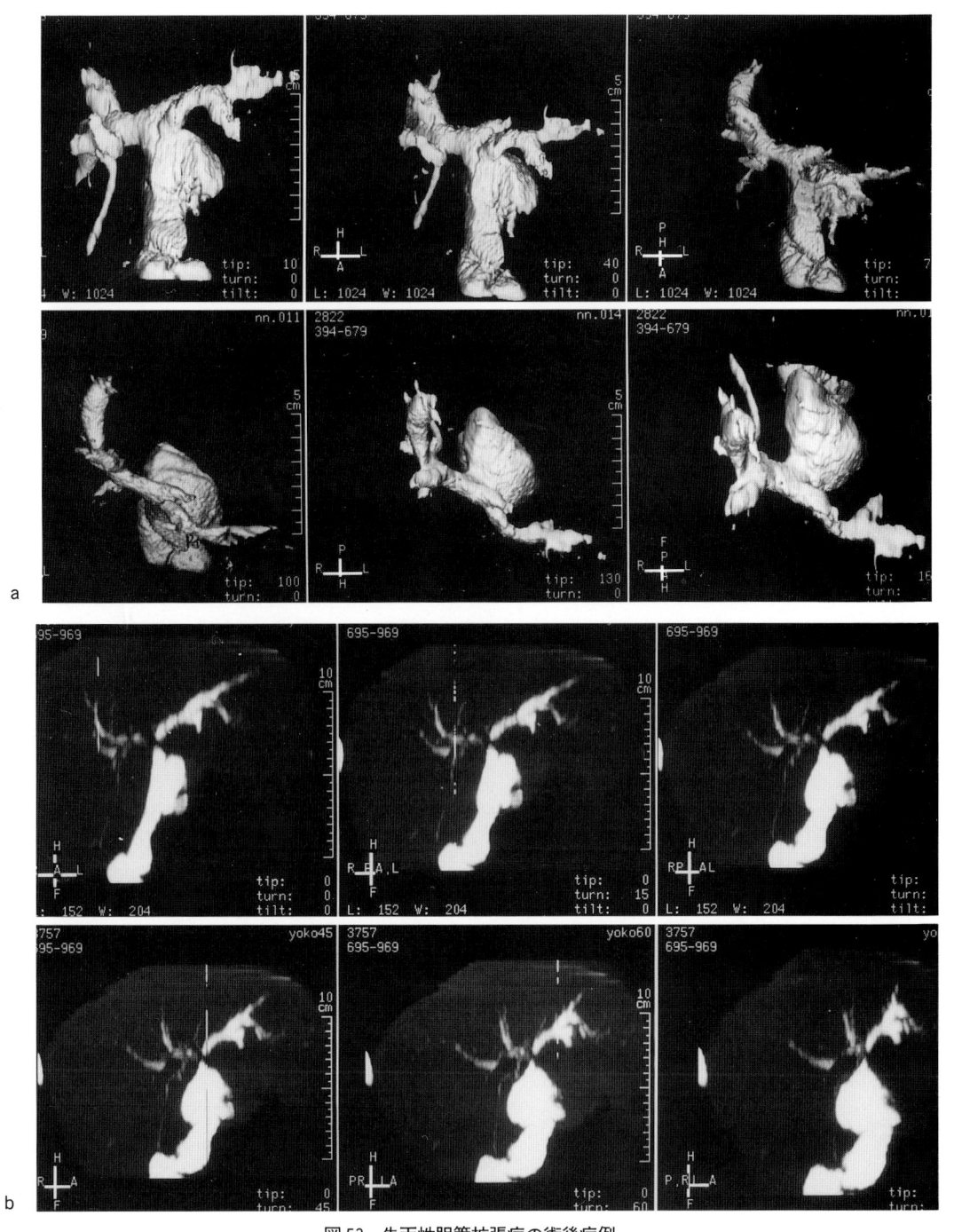

図53 先天性胆管拡張症の術後症例
　aがボリュームレンダリング法で作成したもので，吻合部の状態が種々の角度から検討できる．
　bは別の症例で，最大値投影法で作成したものである．肝内胆管はこちらの方が素直に描出されるようである．
吻合部に狭窄はあるが，流出状態は良好であることが判断できる．

胆道系のヘリカルCT

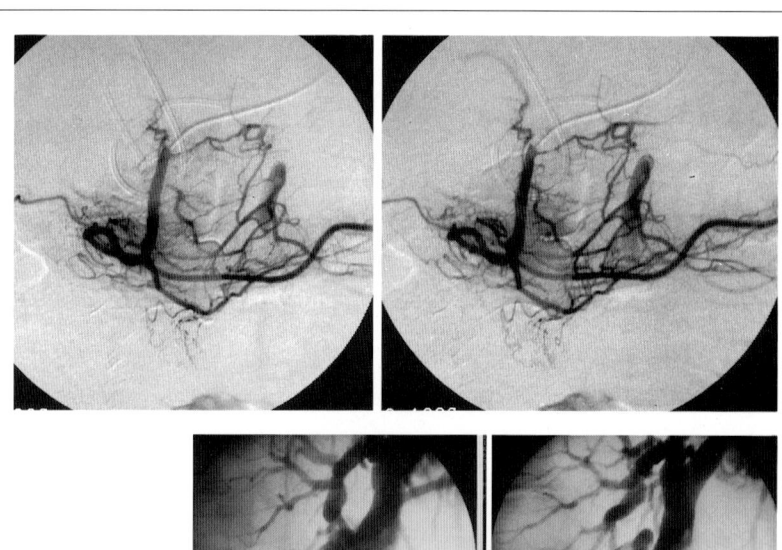

図54 下部胆管癌

a は閉塞性胃十二指腸動脈造影で撮影した血管像で，立体視できるように並べてある．後上膵十二指腸動脈の軽度の狭窄とその周辺動脈枝の軽度の不整が認められる．

b は回転胆管造影を施行したものである．総胆管の閉塞部の状態が体軸を中心とした種々の角度から検討できる．

c は PTCD-CT による胆管像で肝内の胆管がかなり末梢枝まできれいに描出されている．

d は総胆管の閉塞部を拡大したもので，回転胆管像と異なり，尾側からの状態の確認も可能である．

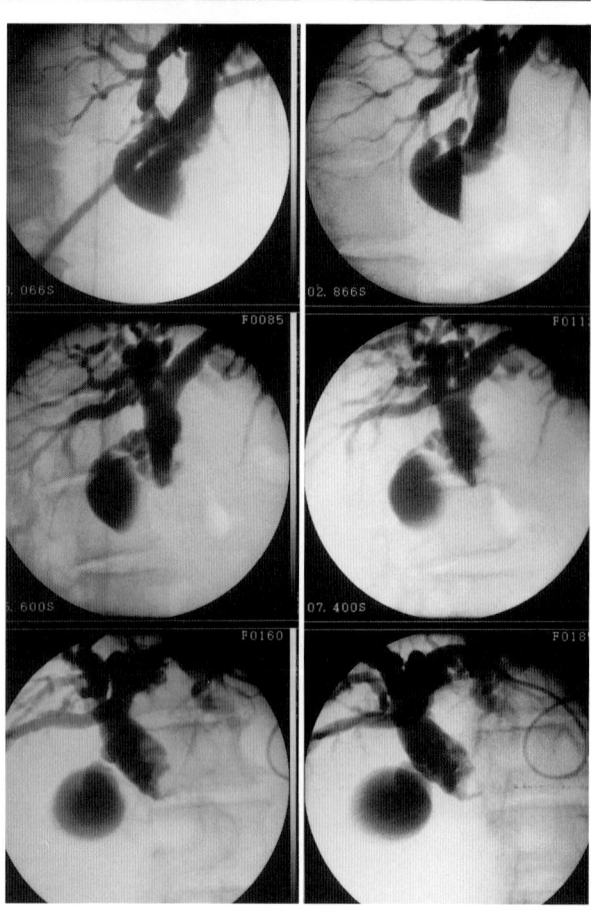

c

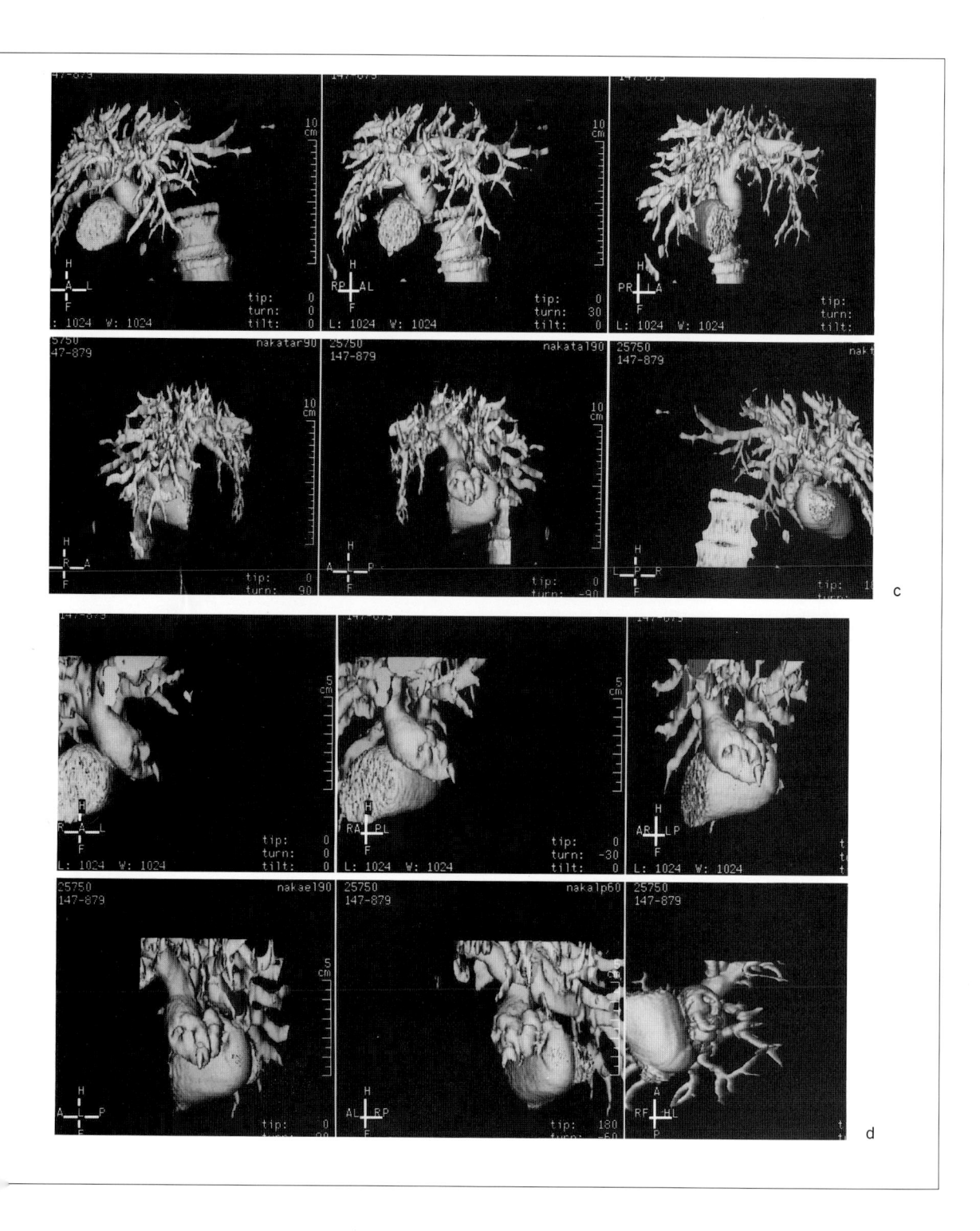

d

胆道系のヘリカルCT 49

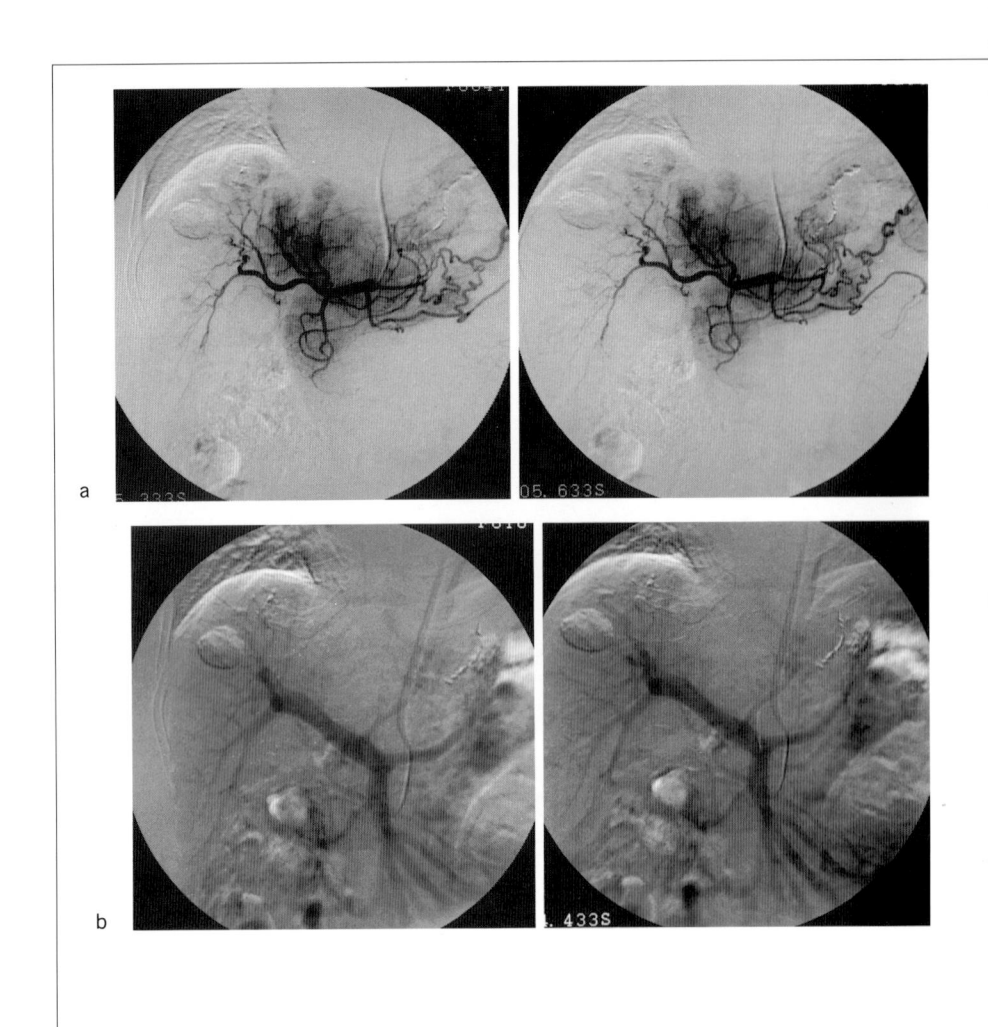

岐形態の確認などには DIC-CT が適しており，肝内胆管の末梢枝の状態の確認が必要なとき，総胆管，肝門部胆管などの閉塞症例で PTCD が施行されている症例に対しては PTCD-CT が好ましいとの結論が得られた．

以上の検討の結果，DIC-CT は従来の DIC，胆道断層像に変わりうるものと考えられ，その臨床的意義はきわめて大である．

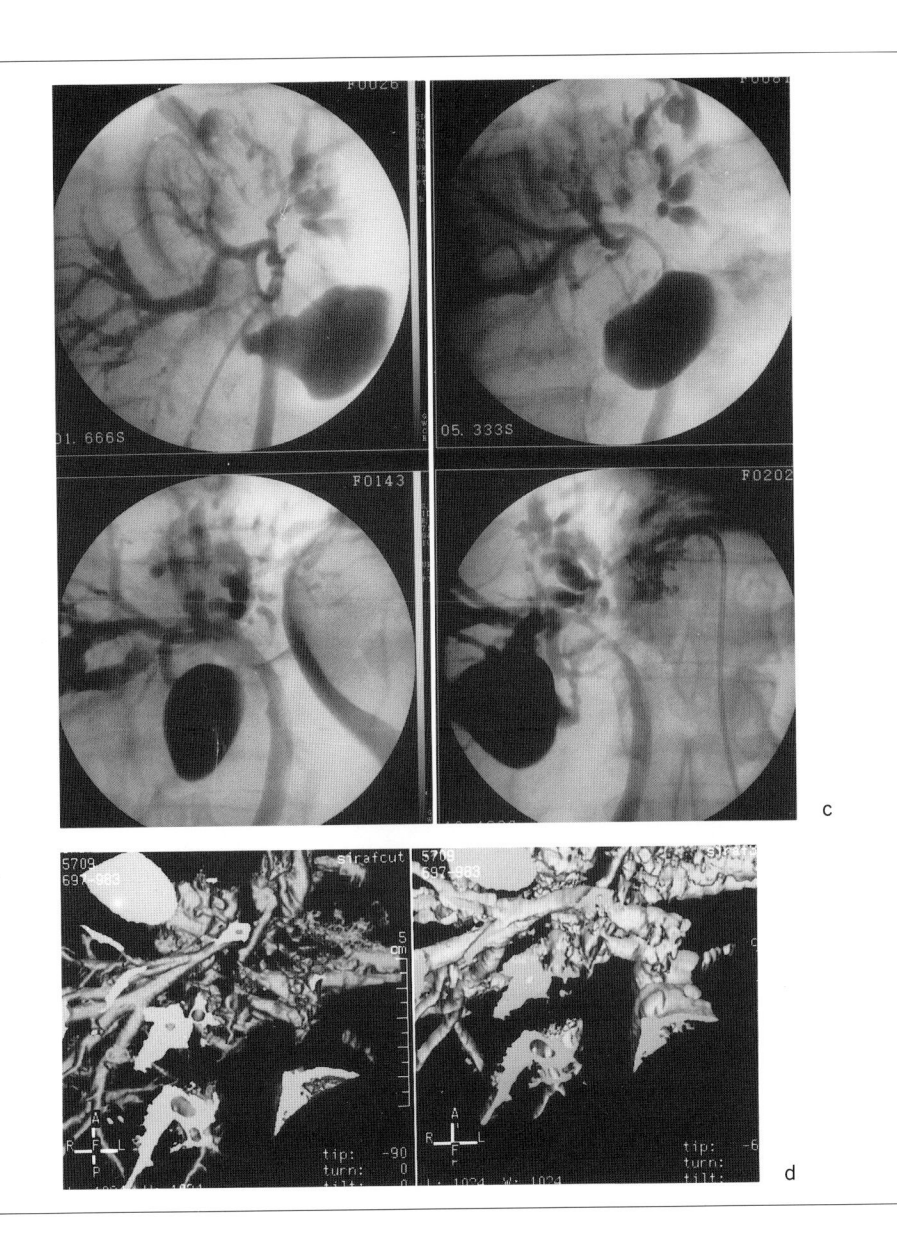

図 55 肝門部胆管癌
　a は腹腔動脈造影で左葉を中心に肝門部におよぶ腫瘍濃染像を認める．b はその門脈像で，左門脈枝が完全に閉塞している．a, b は立体視ができるように並べてある．
　c は回転胆管像で肝門部を中心に高度の狭窄所見が認められる．
　d は PTCD-CT 像で尾側から観測した状態である．回転胆管像で得られた所見をさらに立体的に詳細に検討することができる．

胆道系のヘリカル CT

膵臓のヘリカル CT

　膵に関しては，三次元像としての優位性よりも，むしろ，従来の輪切り像を経時的に観察できることの優位性が目立った．以下，ヘリカル CT による膵への応用の実際を述べ，検討する．

I．膵疾患におけるヘリカル CT の目的別各種画像処理法

1．膵の外観の立体表示

　膵は，周囲臓器との CT 値の差が少なく，膵だけを切り出す作業が繁雑となる．したがって，多くの症例を扱う臨床業務の一環として膵疾患の 3D 画像を再構築するには時間がかかりすぎ，あまり実用的ではない．

　図 56 は時間をかけて，ジックリと作成した膵頭部腫瘍の 3D 画像であるが，色彩も調整し，開腹時の所見に近い画像ができあがっている．しかし，ルチンワークとしてこのような画像を作成しようとすると業務が停滞して，30 例以上/台/日の症例を手掛けている著者らの施設ではほぼ不可能である．

2．膵周囲血管の 3D 画像

　膵周囲の血管像は造影 CT で比較的良好に造影され，特に膵腫瘍との関係を見るのに有用であった．時間的にもそれほど厳密な ROI の設定を行う必要がなく，ほぼ実用範囲であった．図 57 は膵周囲の血管をボリュームレンダリング法で再構築したものである．脾動脈と脾静脈が比較的明瞭

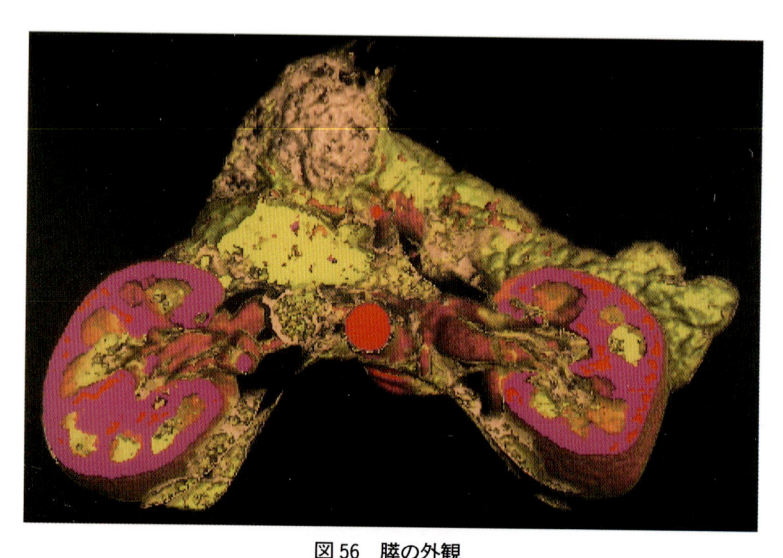

図 56　膵の外観
ボリュームレンダリング法による膵全体像．着色も行ったため，肌色の腫瘍部分が膵実質の黄色の部分と明瞭に分かれて認められる．

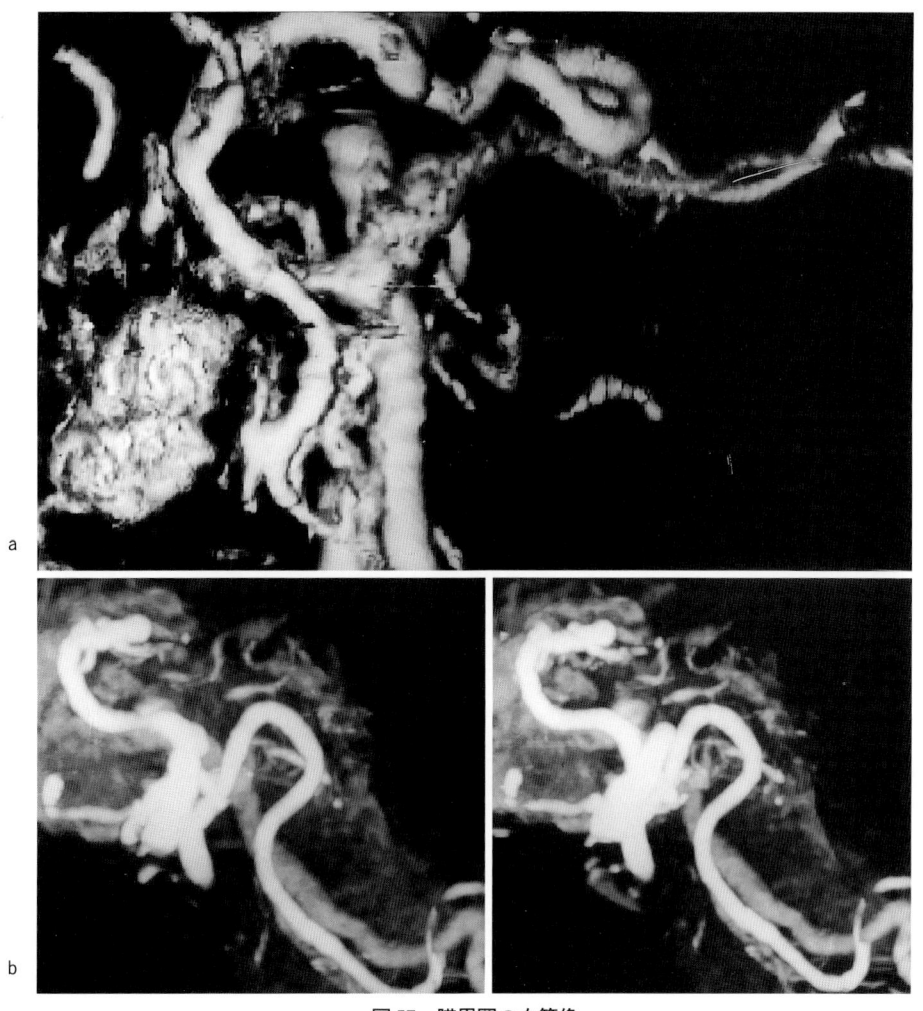

図57 膵周囲の血管像
　aのボリュームレンダリング法で各血管の前後関係などが明らかに認められる．しかし，膵の実質像は描出されず，その両者の関係は不分明である．
　しかし，bのようにMIP法で見ると血管の周囲に膵実質も認められ，血管との位置関係などがわかりやすくなる．MIP法では前後関係がわかりにくいので，6度ずらした像も作成し，併置して立体視するとその関係も明瞭になる．

に表現されている．図58はMIP法によるものである．cystadenocarcinoma（臨床診断）で脾静脈が膵体部の腫瘍部分で完全に巻き込まれている状態が確認できる．

3．腎への浸潤を意識した3D画像

　図59に示したのは，膵尾部癌で，腫瘍が左腎に浸潤している可能性があるので，検討したものである．いわゆるボリュームレンダリング法で施行したが，CT値の設定で種々の状態が作成され，今一つ信頼が置けなかったので，任意角度の断層像で，膵と腎がもっとも接近すると思われる面の断層像を作成した．どのように切断してもこの面では膵と腎を切り離すことができないが腎の形態上の変化は見られなかった．少なくとも腎被膜への浸潤ありと診断した．開腹所見としては腎への浸潤は見られなかったが，腎被膜とは癒着してお

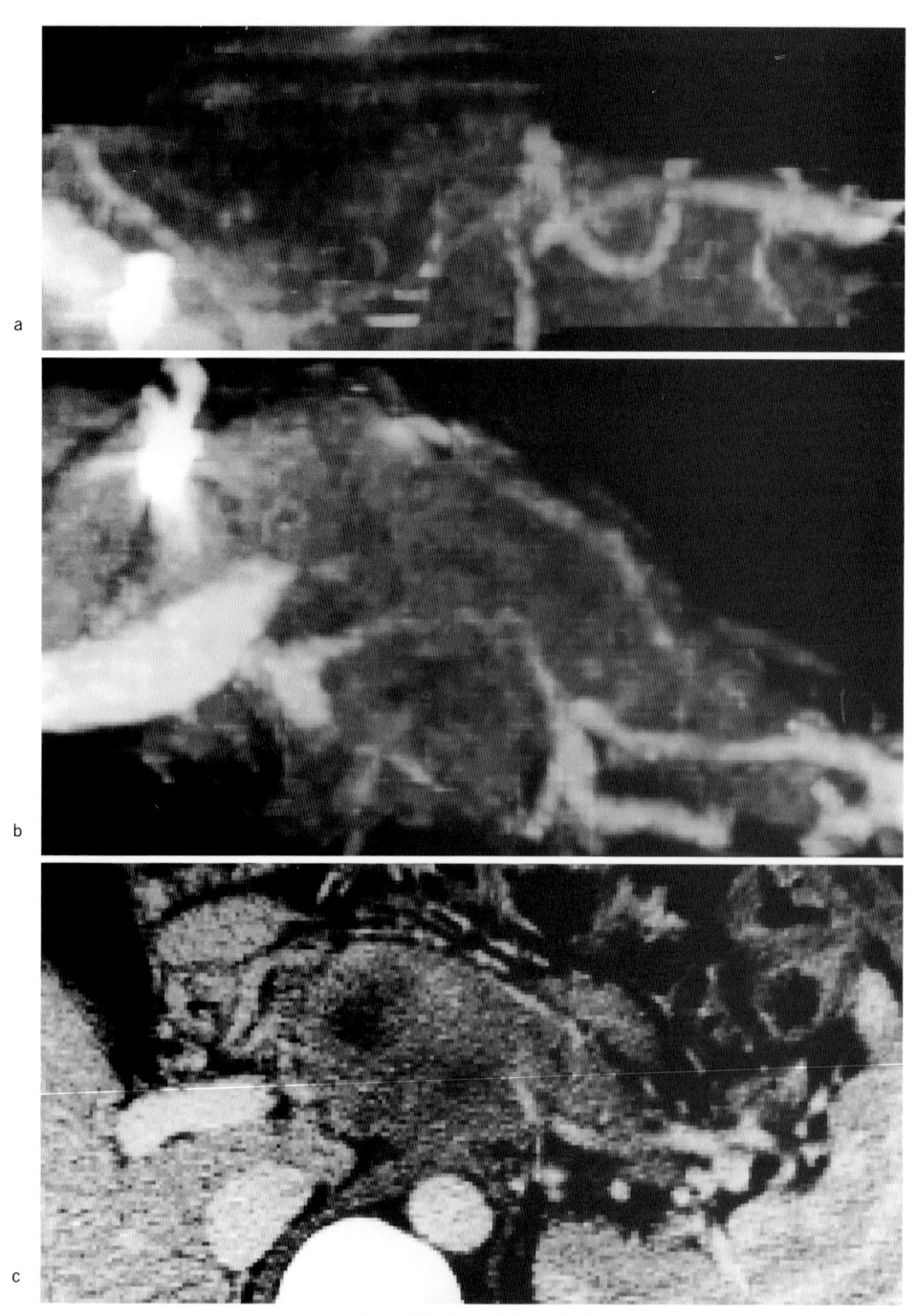

図 58 膵腫瘍の脈管への浸潤

　この症例は，剖検が取れなかったため，確定診断は得られていないが，臨床的には膵体部を中心とした cystadenocarcinoma と診断されたものである．
　a は MIP 像を前方から見たもので，脾静脈への浸潤状態がはっきりと観察される．
　b は尾側から観察した状態である．
　c は従来の輪切り像であるが，画質の点では明らかに良好であり，脈管への浸潤状況も判読できるが，全体像の把握という点では MIP 像の方がわかりやすい．

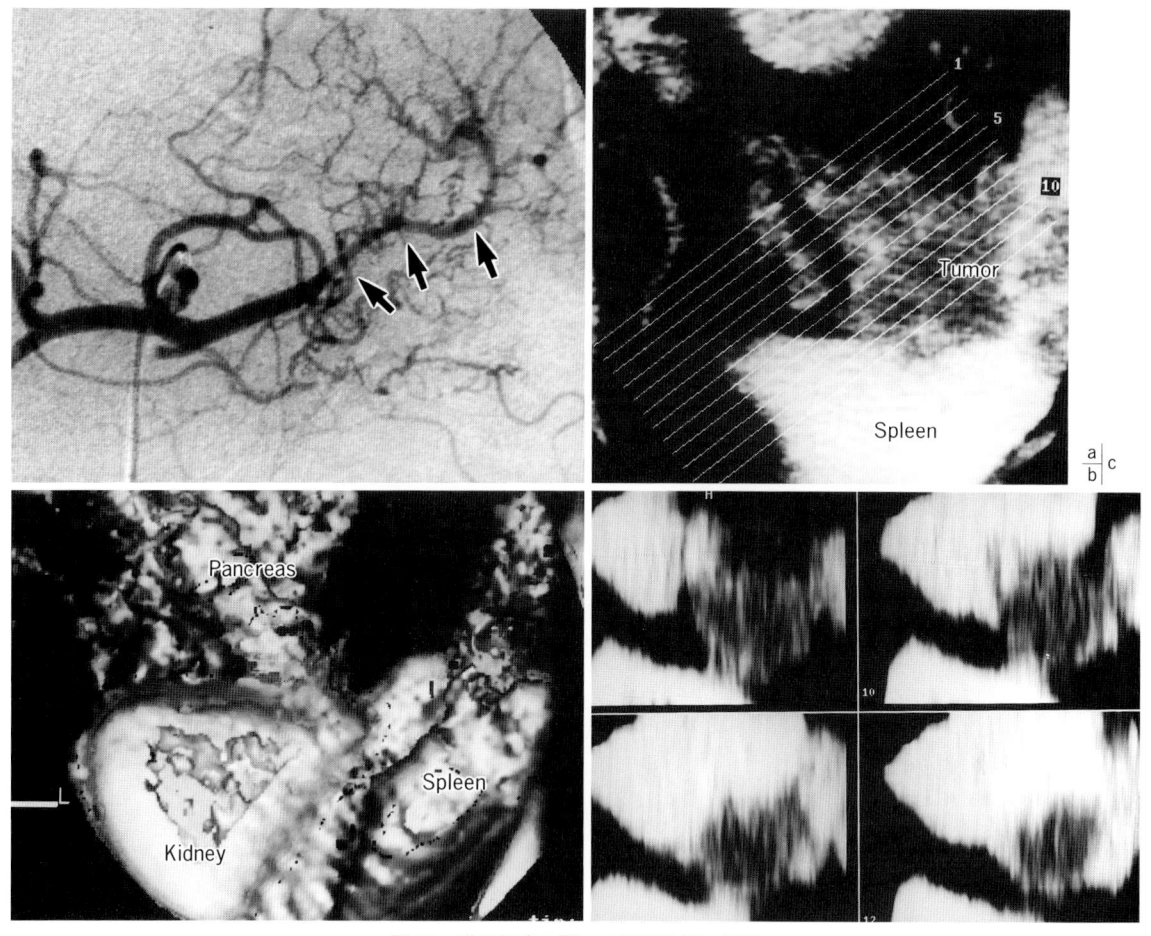

図59 膵尾部癌の腎への浸潤状態の把握
　a は腹腔動脈造影であるが，脾動脈の脾門部付近に不整血管像が認められる．提示はしなかったが，脾静脈は造影されなかった．
　b は膵尾部の腫瘍と腎との関係をボリュームレンダリング法で確認した像である．尾側方向から見ている．
　c は膵尾部と腎を横切るような面で切った断層像であるが，腎周囲と膵腫瘍は明らかに接触しており，少なくとも腎被膜への浸潤が想定される．開腹結果としては肉眼的に癒着が認められ，腎被膜の合併切除がなされた．

り，被膜は合併切除された．

4．膵管に沿った体軸方向の断面像

　ヘリカルCTはボリュームデータとして取り込むためデータの連続性が従来のCTに比較して良好である．また，造影剤注入開始後30秒という早い時期から撮影が可能であり，しかも，それから20秒以内に撮影できてしまうため，膵臓自体の濃染は良好である．したがって，膵管も多くの症例で確認できるようになったが，従来の輪切り像では膵管の全体像は頭の中で構築する必要があった．しかし，ヘリカルCTでは，これらの脈管に沿った形での断面像を後で再構築することが容易になった．図60は膵管に沿った体軸方向の曲面断層像である．

5．膵頭部癌の門脈への浸潤を
　　診断するための三次元像

　図61は膵頭部嚢胞腺癌の症例で，門脈の走行に近い体軸方向の曲面で作成した曲面断層像である．門脈を縦軸として観察できるので輪切り像と共に観察することで診断精度を向上させることが

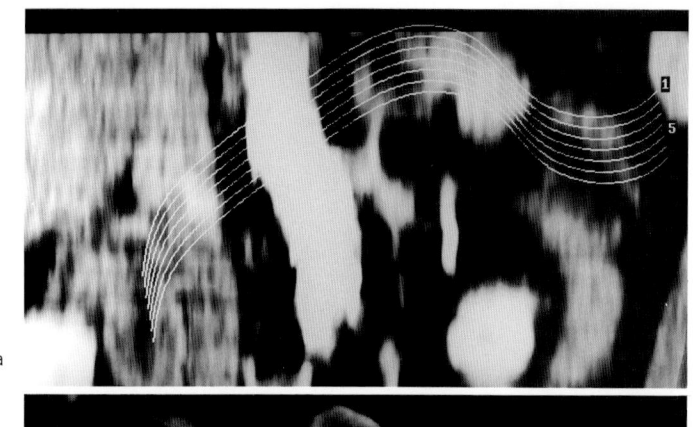

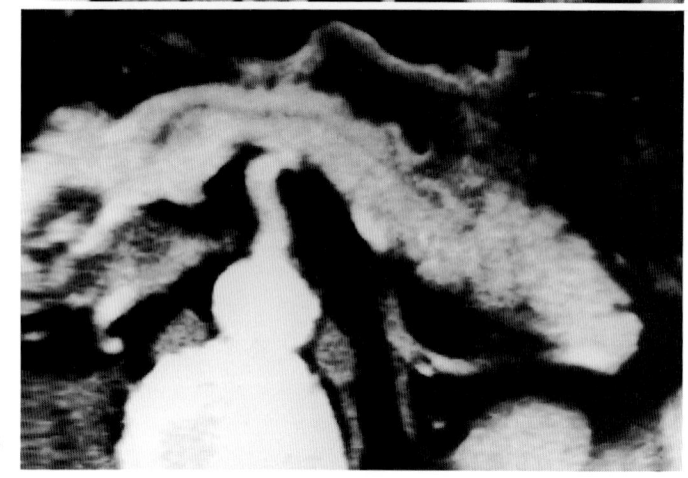

図60 膵管の全体像把握を目的とした再構築
膵実質の走行を参考にして，aのような断面像を作成する．
bは7枚作成された断面像のうちの1枚で連続した形での膵管が濃染した膵実質の中に認められている．

できる．さらに門脈の造影が良好であれば，ボリュームレンダリング法の併用で，より実感的に状況を把握することが可能になる．この症例では門脈への浸潤は認められない．

II．膵疾患を対象とした造影CTの実際

筆者らは，膵臓を対象とするときは以下のような方法を原則としている．

1．スライスの厚さ：5 mm
2．天板移動速度：5 mm/s
3．撮影範囲：膵全体が入るように約10 cm
4．造影剤注入速度：3 ml/s
5．造影剤使用量：100 ml
6．撮影タイミング：Plain，30秒，90秒

まとめ

筆者らは，ヘリカルCTが導入されたとき，膵臓全体もボリュームレンダリングによる立体画像として鮮明に描出できると期待した．しかし，実際には精密な立体画像を作成するためには長時間の操作が必要であり，かといって適当に行うと膵実質の正確な描出はほとんど不可能であった．そのため，ボリュームレンダリングによる膵全体像の再構築像は臨床的にはほとんど利用できないと判断した．しかし，高速スキャンを生かした造影CTの経時的観察の意義はきわめて大きく，その

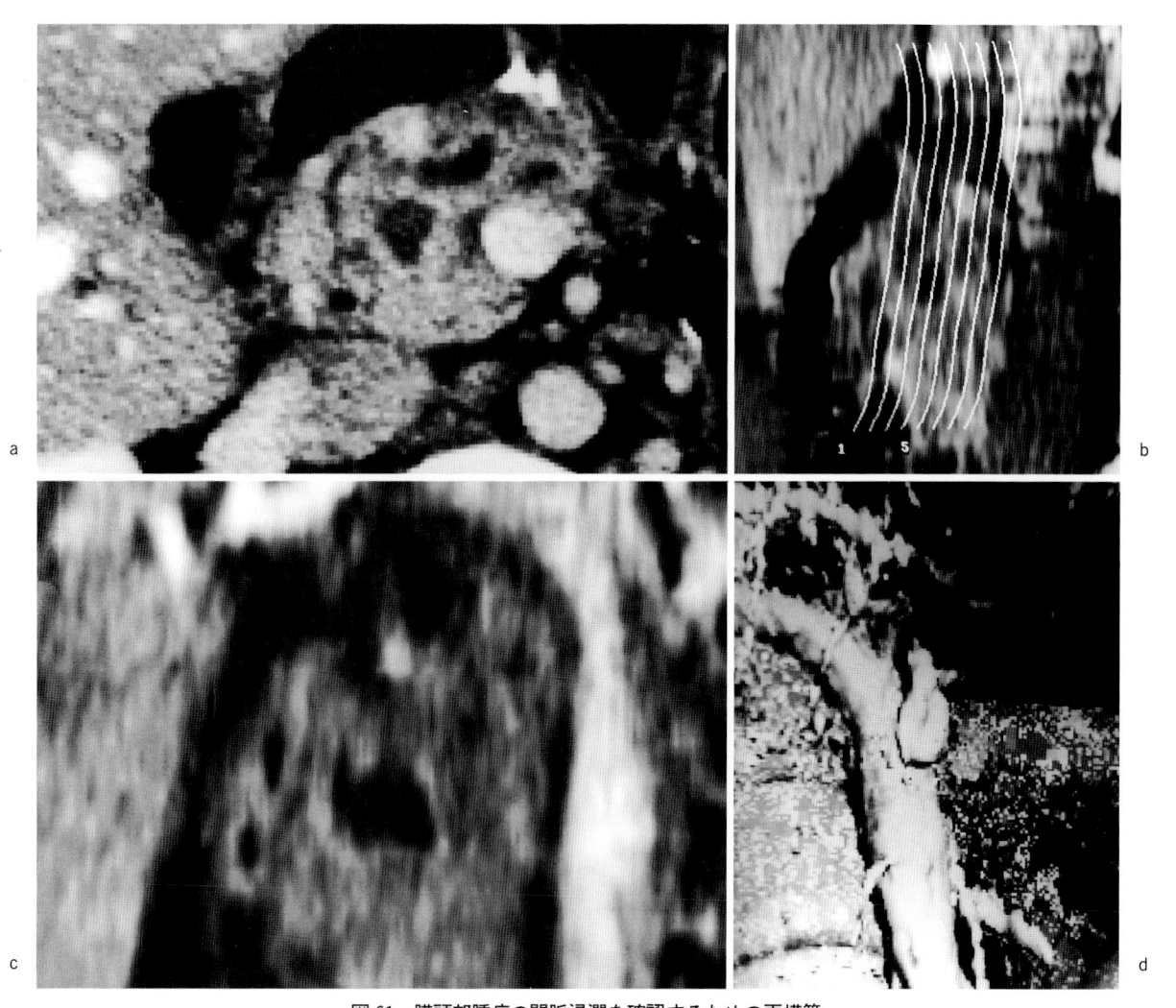

図 61　膵頭部腫瘍の門脈浸潤を確認するための再構築
　a は従来の輪切り像で見た膵頭部の cystadenocarcinoma の像である．
　b はできるだけ門脈の走行に沿う形で断層面を設定したところである．
　c は作成された 8 枚のうちの 1 枚で，腫瘍と門脈とは直接関係がないことがわかる．
　d は門脈像をボリュームレンダリング法で作成したもので，腫瘍側の門脈面に腫瘍により影響されたと思われる所見は認められない．

面での臨床的意義は大であり，さらに，術前症例での脈管系の立体構築，脈管への腫瘍の浸潤状況の全体的把握などには有用であった．本書では 3D 画像を中心としているので臨床例を中心に，意味が認められたものを提示したが，膵疾患にヘリカル CT を縦横に使用するためには，新ヴァージョンの到来が必要であると考えられ，期待しながら待っているところである．

泌尿器，骨盤部のヘリカルCT

ヘリカルCTは短時間で連続的なボリュームデータを得ることが可能で，比較的広範囲を適度な造影濃度で撮影できる[1]．腎，尿路系に造影剤は短時間に排泄され，造影後尿路の濃度は短時間に大きく変化し高濃度になる．このため，腎，尿路診断において，ヘリカルCTが有用であろうと考えられる．ボリュームデータから構築される3D画像の応用は，腎尿路，血管，骨盤骨で行われるが，骨盤臓器ではMRIが中心となっている．

I．ヘリカルCTにおける造影検査

単純CTをX線ビーム幅10 mm，テーブル移動速度10 mm/sで撮影する．次に300 mgI/mlを，インジェクターを用いて2～3 ml/sの注入速度で肘静脈より注入する．注入開始30～40秒

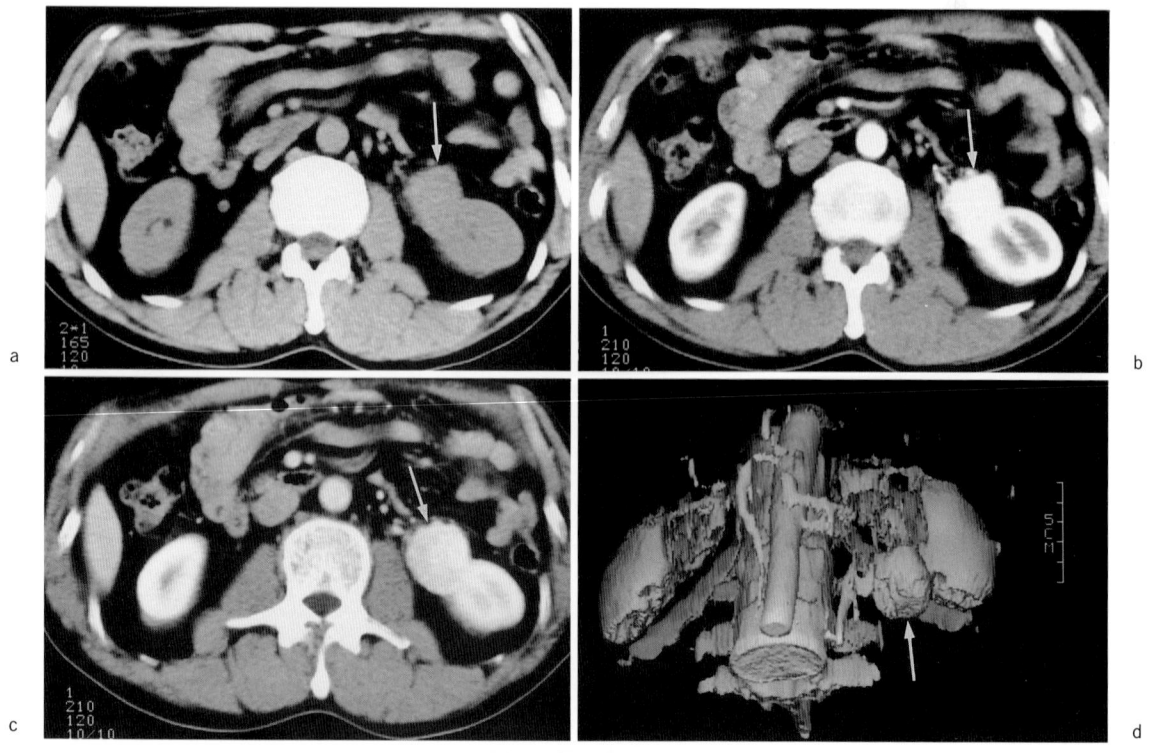

図62 腎腫瘍の例
a：左腎下部腫瘍（矢印）の plain CT．
b：ヘリカルCTの早期相で腎腫瘍（矢印）は hypervascularity を呈している．
c：ヘリカルCTの後期相（矢印）で濃染像を示している．
d：3D-CT画像で腫瘍（矢印）の立体関係が把握できる．

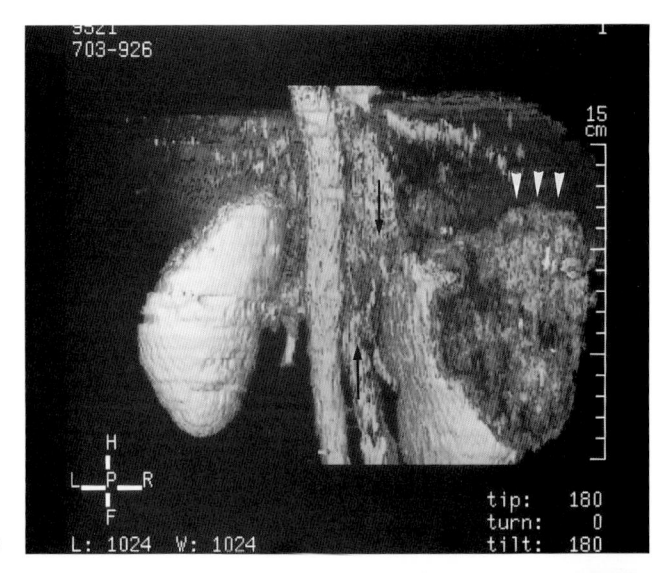

図63 進行した腎腫瘍の例
a：3D-CT画像で肝臓への侵潤（矢頭）と静脈内腫瘍浸潤（長矢印）が明瞭である．
b：MPR画像でも3D-CTと同様な所見が明瞭である．

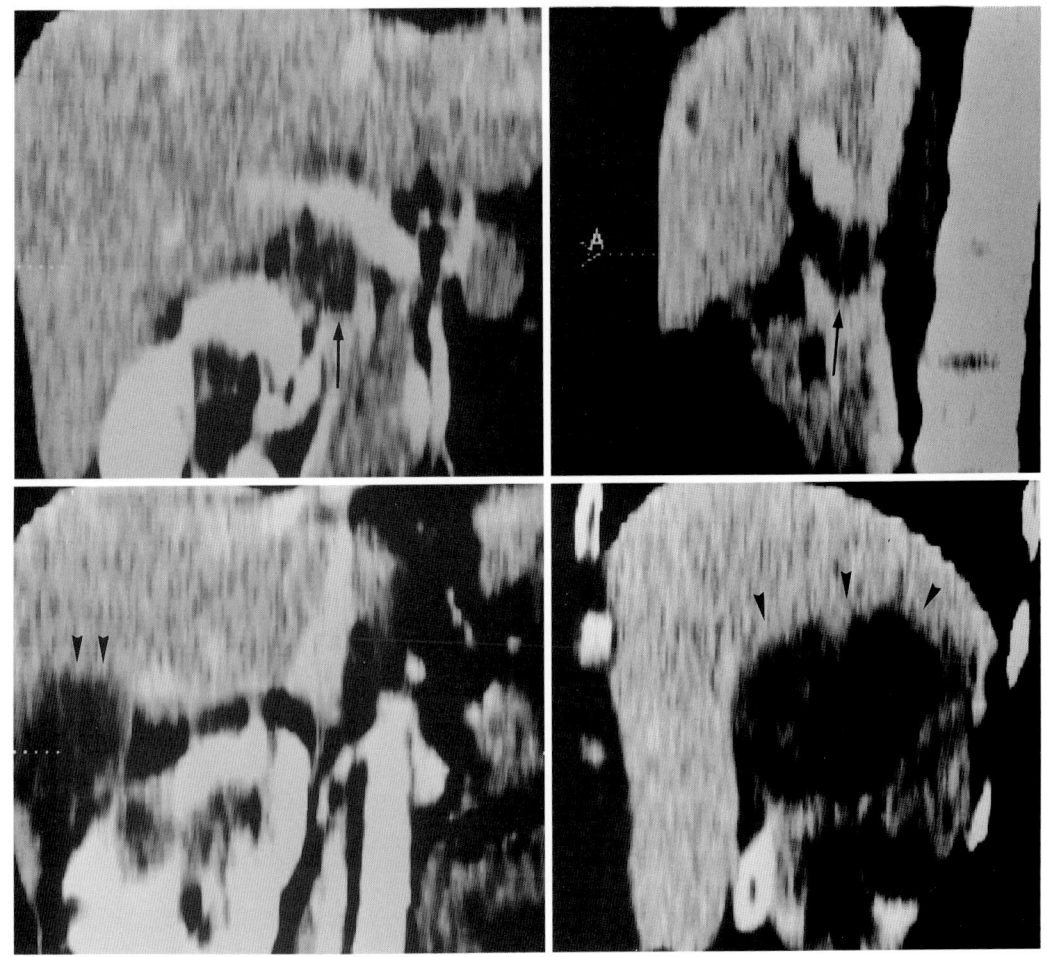

泌尿器，骨盤部のヘリカルCT

後に早期相，90秒後に後期相としてX線ビーム幅3〜5mm，テーブル移動速度3〜5mm/sで撮像し，30秒間のボリュームスキャンによりデータを収集した．得られたデータより1mm間隔で画像再構成処理を行った．次に3D画像表示システムのボリュームスキャン作製処理，データ加工処理プログラムより，病変の画像を作製した．またMPR法（multiplanner reconstruction）を用い，薄いスライスで再構成された画像を用い，任意断面での二次元画像を作製した．本方法により撮影時間が短縮されただけではなく，従来のCTではできなかった，呼吸停止の必要な部位での三次元画像が得られるようになった．

II．臨床応用

症例1：55歳，男性，腎細胞癌（TNM分類のT2）．

人間ドックにて偶然，超音波検査で左腎下部に腫瘍を指摘され来院．ヘリカルCTでは，早期相でvascularityの高い腫瘍を認め，三次元表示によって血管の客観的な情報を得ることができる（図62）．

症例2：52歳，男性，腎細胞癌（TNM分類のT4）．

血尿および腹部腫瘤精査目的で来院．3D画像表示では右腎上方に突出する巨大腫瘍像を認め，肝臓への直接浸潤と右腎静脈および下大静脈への腫瘍塞栓が容易に観察される．またMPR画像でも肝臓への浸潤像と静脈内腫瘍塞栓が明瞭に確認できる（図63）．

症例3：68歳，女性，腎動脈瘤．

肝臓疾患のスクリーニングの検査で偶然に右腎動脈瘤を認めた．3D画像表示で右腎動脈と腎動脈瘤との立体構築像の把握が容易である（図64）．

ヘリカルCTは，腎の早期相，後期相を分離描出するのに優れており，さらに血管を明瞭に描出でき，三次元表示により従来では得られなかった血管の客観的な情報を得ることができる．腎の早

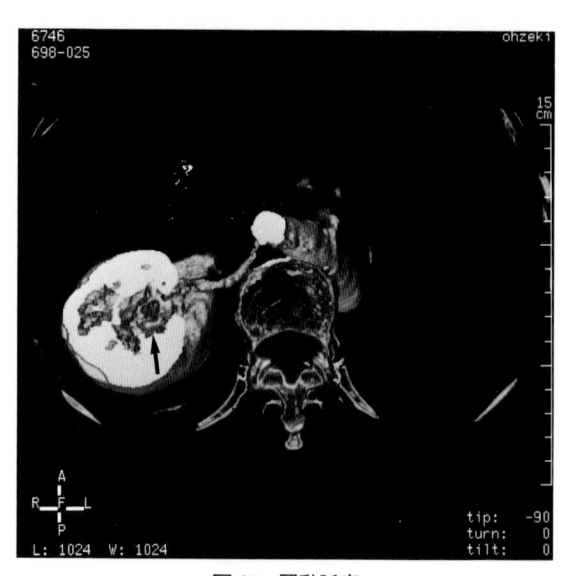

図64 腎動脈瘤
3D-CT画像で内腔に血栓のある動脈瘤（矢印）を認める．

期相は動脈相から実質相に相当すると考えられ，皮髄境界，腎動静脈，腎腫瘍のvascularityを症例1のように明瞭に描出でき，また症例2のように腎静脈，下大静脈内の腫瘍塞栓の評価，症例3のように腎動脈瘤を描出するのに優れている．hypovascular tumorやdelayed enhancementを示す腫瘍では腎腫瘍と腎盂との関係が明瞭になる後期相がよい[2]．

このようにヘリカルCTは多方向からの再構成画像が得られることから腎腫瘍の手術のアプローチの立案，奇形，血管性病変の診断に有用な検査である[3]．

また尿管を描出するような条件設定をして，腎から膀胱までをスキャンすれば，腎，尿管，膀胱，骨，血管などの位置関係を立体的に把握できる（図65）．ヘリカルCTによる腎盂尿管の3D画像は進歩しつつあるMR pyelographyと対比して評価する必要があると考えられる[4]．

症例4：51歳，男性，副腎腫瘍．

三次元表示により，左腎静脈，左副腎静脈と左副腎腫瘍との立体構築像の把握が容易である．手術や腹腔鏡下副腎摘除術の治療計画に有用であると考えられる（図66）．

症例5：67歳，男性，動脈硬化性閉塞症の術後．

3D画像表示で置換された人工血管と腹部大動脈との立体構築像の把握が容易である（図67）．術後の経過観察には非侵襲的で有用な検査法であると考えられる．

III. 考　察

腎，後腹膜，骨盤臓器疾患におけるヘリカル

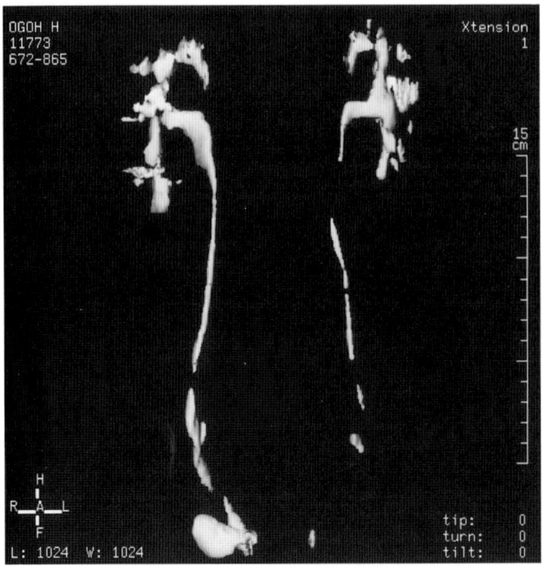

図65　腎から膀胱までの立体画像

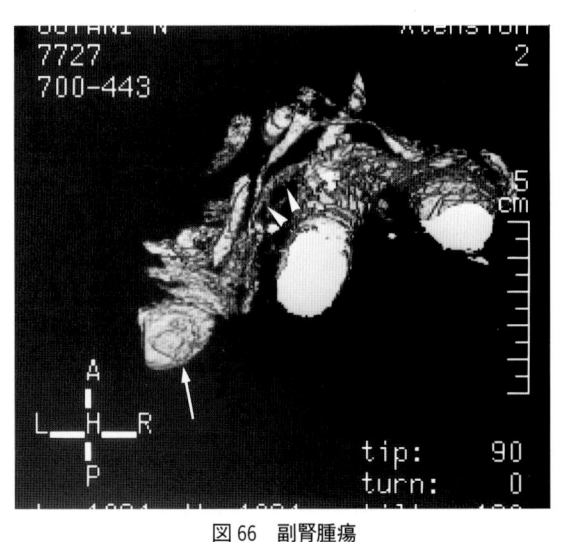

図66　副腎腫瘍
3D-CT画像で腫瘍（長矢印）と副腎静脈（矢頭）の立体関係が明瞭である．

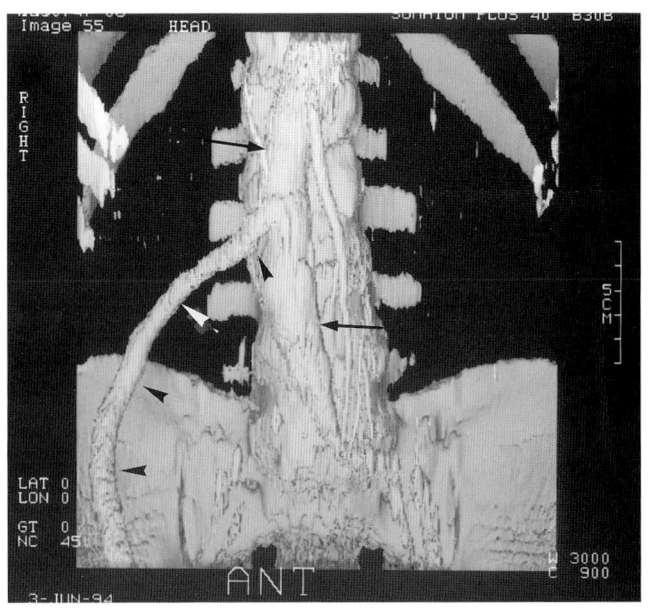

図67　ASOの術後
腹部大動脈（長矢印）と人工血管（矢頭）がわかりやすい．

CTの利用の，腎，大血管に関する有用性[1,2,5,6]は3D画像表示を含め先に述べた通りである．膀胱，前立腺，子宮，卵巣など骨盤領域ではMRI診断が主流のため，あまり行われていないが，造影効果が十分であるヘリカルCTでは，リンパ節腫大の評価に有用である．前立腺では，造影早期において，peripheral zoneに比べinner glandが強く造影されるため，通常のCTよりもzonal anatomyを認識できるが，診断学的意義は今後の検討によると考えられる[7]．また3D画像表示では膀胱内視法を用いることにより，膀胱鏡に比較し広範囲を観ることができ，手術計画，特にTUR前に有用である[8]．

ヘリカルCTでは，三次元表示およびMPR画像を含め画像を総合的に検討することが，より正確な病態把握につながると考えられる．

文献

1) Kalender WA, et al.：Spiral volumetric CT with single-breath-hold technique, continuous transport, and contaneous scanner rotation. Radiology **176**：181, 1990

2) Hosomi N, et al.：Evaluation of renal masses with spiral CT by using biphasic contrast enhancement technique. Radiology **189**：376, 1993

3) Heiken JB, et al.：Helical CT：abdominal applications. RadioGraphics **14**：919, 1994

4) 森本敦子，他：水腎症患者におけるFast Spin Echo法を用いたMR pyelography. 日本核磁気共鳴学会誌 **14**（supple）：387, 1994

5) Dillon EH, et al.：Spiral CT angiography. AJR **160**：1273, 1993

6) Rubin GD, et al.：Three-dimensional spiral CT angiography of the abdomen：initial clinical expierance. Radiology **186**：147, 1993

7) 吉廻 毅，他：前立腺疾患におけるCTの役割；zonal anatomyに基づく診断法．日本医放会誌 **54**：471, 1994

8) Narumi Y, et al.：Evaluation of bladder tumors with 3D spiral CT cystography. Radiology **189**：376, 1993

整形外科領域における3D-CTの読み方

従来より用いられている単純X線写真やCTは整形外科領域において有用な画像診断法であるが，二次元表示の画像を三次元的に推測せざるをえなかった．その後MRIの出現により水平断のみならず任意の方向での断面像を撮像することができるようになり，さらにソフトウエアの開発により，従来のCTおよびMRIから三次元再構成画像の作成も可能となった．しかし，従来のCTを用いた三次元再構成には検査時間や被曝の問題があり，またMRIについても撮像中長時間静止する必要があることや軟部組織の病変に対しては有用であるが骨病変の解像度は悪いことなどの難点が指摘されていた．

近年，ヘリカルCTの普及により，検査時間が大幅に減少し，さらに三次元再構成などの画像処理能力も向上したことで，二次元表示ではとらえにくかった脊椎や骨盤，肩関節，股関節，手根部，足根部など解剖学的に複雑な部位の形態異常を多方向から立体的に観察することが容易となった．

本項では，三次元再構成画像（3D-CT）がその診断に有用であった骨に起因した疾患について述べる．

I．症例供覧

症例1：外傷性肩関節前下方脱臼（図68）
41歳，女性．
歩行中，自動車と接触し受傷．頭部外傷もあり，ヘリカルCTにより精査を行った．典型的な外傷性肩関節烏口下脱臼が確認できる．

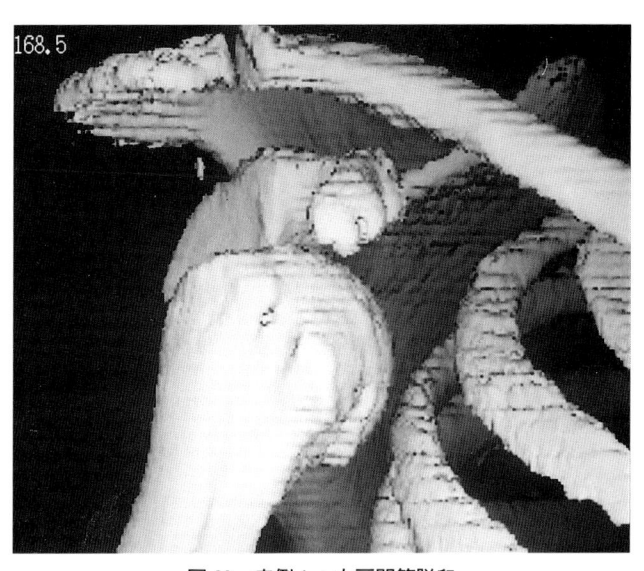

図68　症例1：右肩関節脱臼

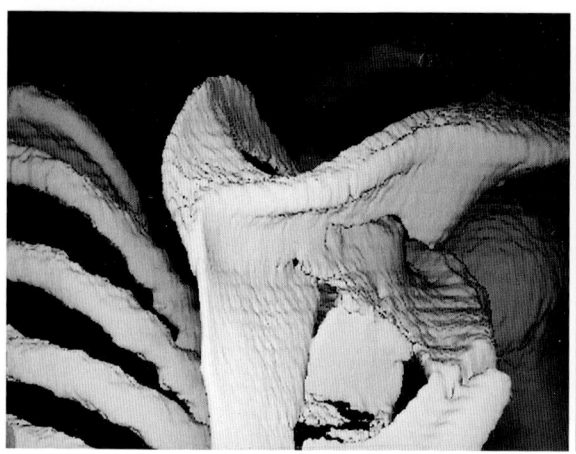

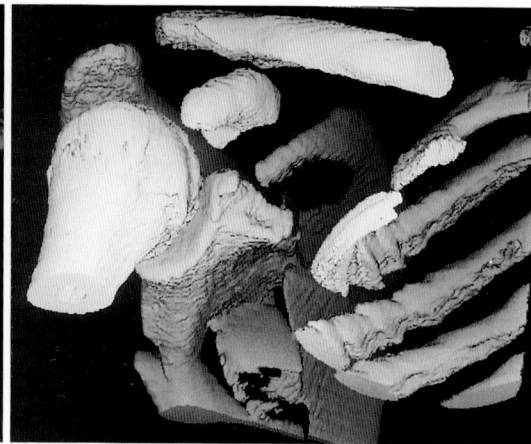

図69 症例2：右肩甲骨骨折

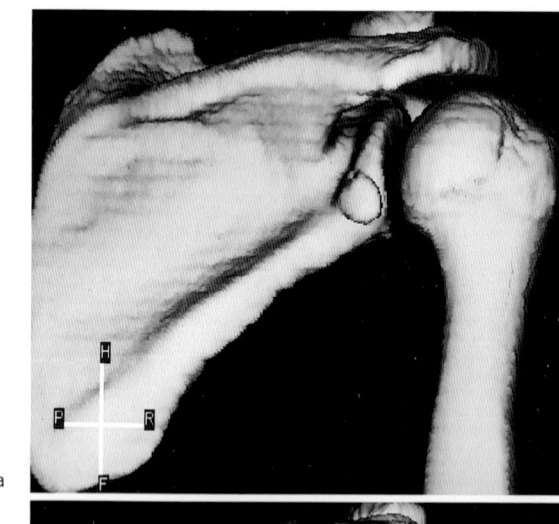

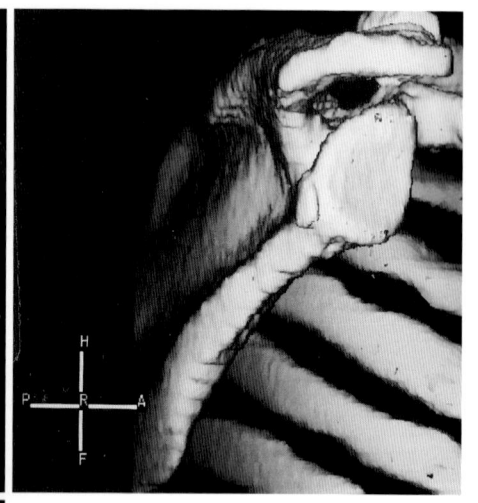

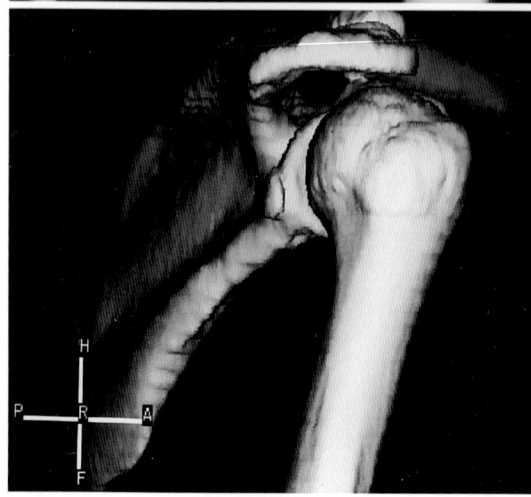

図70 症例3：投球障害肩
　a，bでは，肩甲骨関節窩後方8時の位置に骨棘を認める．cは上腕骨を消去した像であるが，骨棘の局在がより理解しやすい．

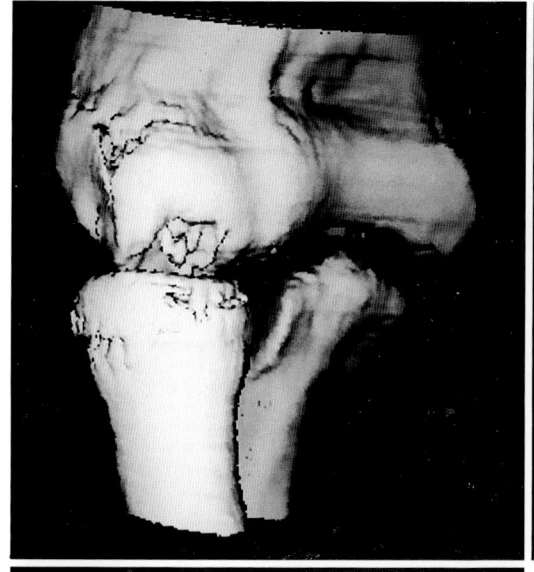

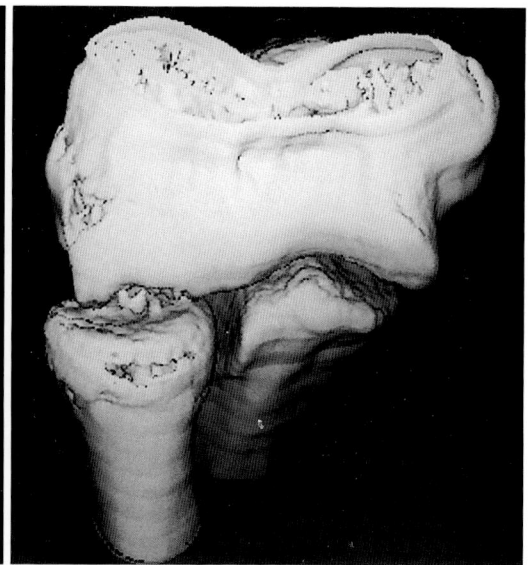

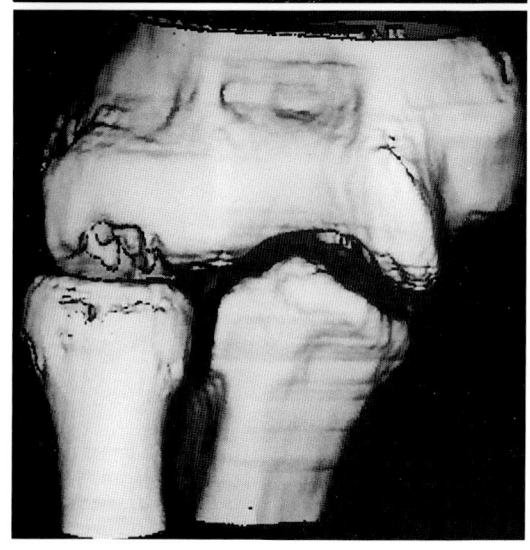

図71 症例4：外側型野球肘
離断性骨軟骨炎による上腕骨小頭部の病巣の状態がよくわかる．

症例2：肩甲骨骨折（図69）
23歳，男性．
バイク乗車中自動車と接触し受傷．単純X線写真で肩甲骨は胸郭臓器と重なるため骨折部の状態がわかりにくい．3D-CTでは骨片の転位の正確な判断が可能である．

症例3：投球障害肩（Bennett lesion）（図70）
22歳，六大学野球部投手．
投球時に右肩から上腕にかけての痛みと脱力感を訴え来院．肩甲骨関節窩後方の骨棘形成を認めた．この骨棘により投球時に腋窩神経の刺激症状が出現するものをBennett lesionという．骨棘の発生部位および大きさは単純X線像では理解しにくいが，3D-CTでは一目で理解できる．しかしその撮像条件によっては骨棘の先端が丸く描出される場合もあり注意が必要である．

症例4：外側型野球肘（図71）
14歳，中学3年生．投手歴5年．
投球時の右肘痛および可動域制限を主訴に来院．3D-CTで上腕骨小頭の不整と母床より分離した

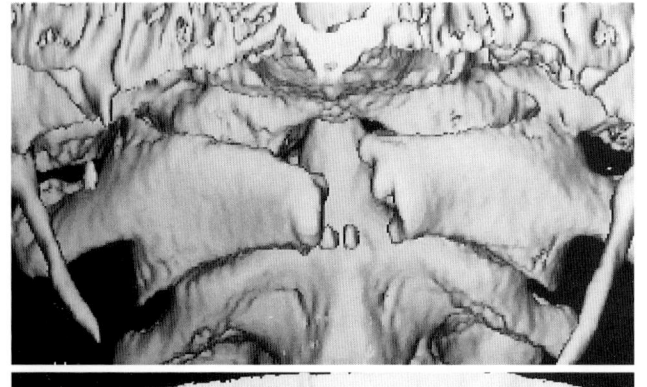

図 72 環椎破裂骨折（Jefferson 骨折）
環椎の前弓（a）および右後弓（b）の骨折と離開を認める．

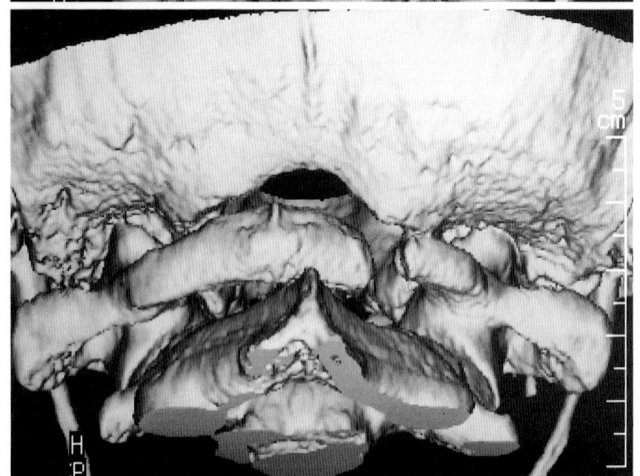

図 73 症例 6：右胸鎖関節脱臼骨折
右鎖骨中枢側端の骨折と前方への転位を認める．

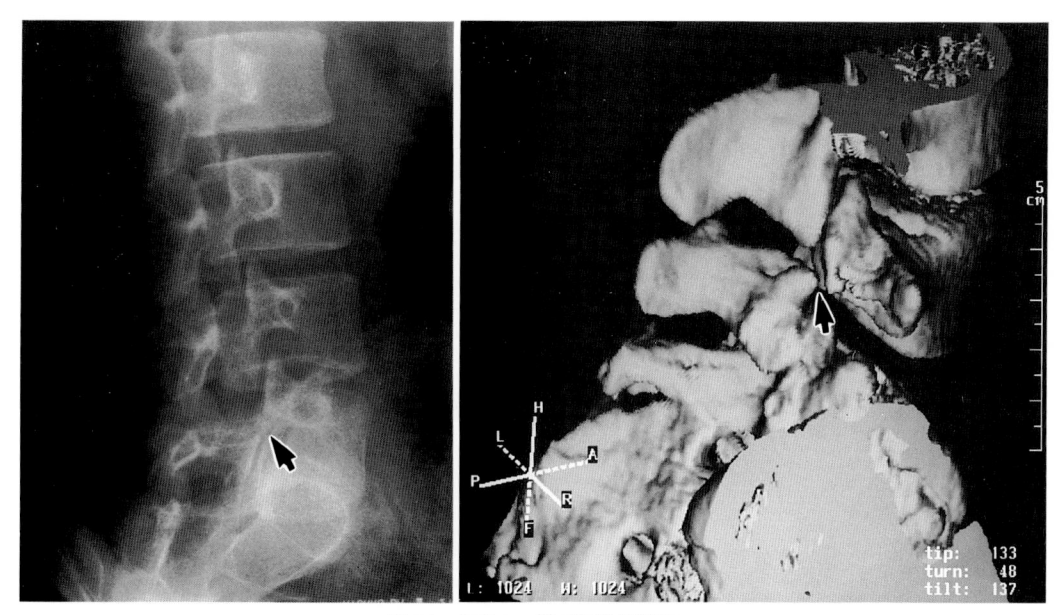

図 74 症例 7：第 5 腰椎分離症
矢印部に披裂型分離を認める．

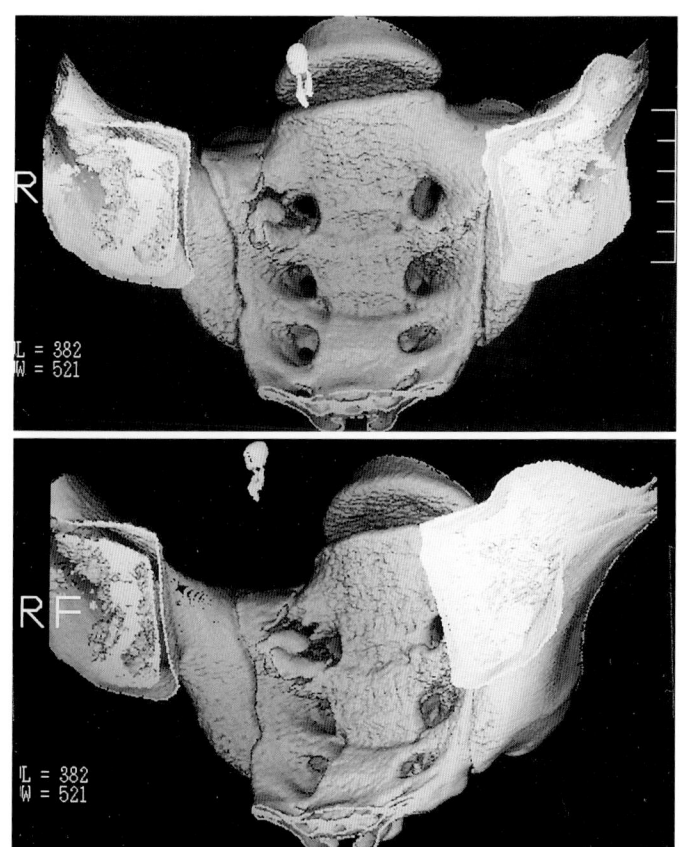

図 75 症例 8：仙骨骨折
骨盤輪内側の病変に対して 3D-CT は最も有用である．

整形外科領域における 3D-CT の読み方　67

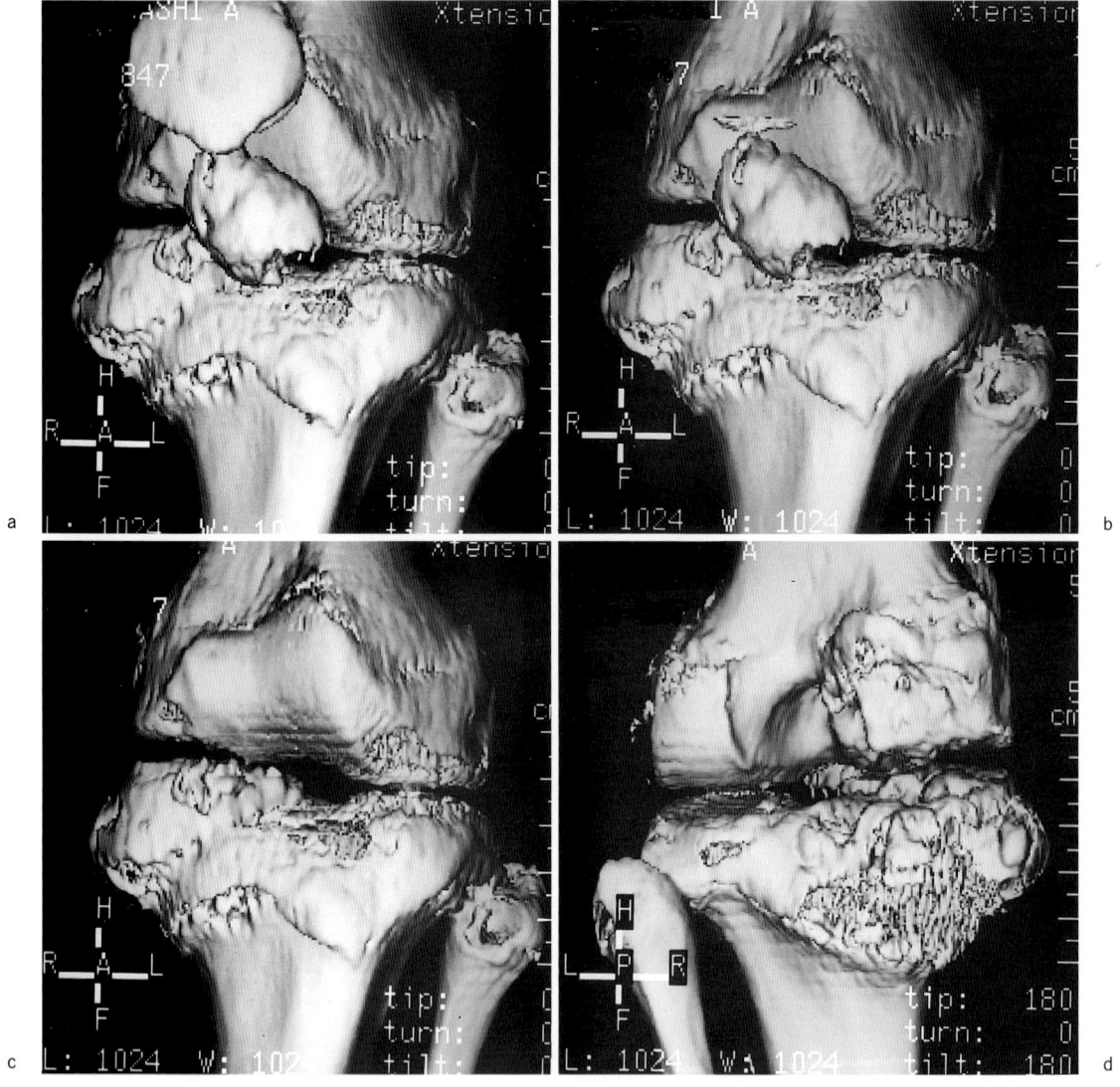

図76 症例9：片肢性骨端骨異形成症
  a：左肢正面像．膝蓋骨下に大きな遊離体を認める．
  b：膝蓋骨を消去した正面像．顆間窩前方に存在する遊離体の大きさ，形状をつかみやすい．
  c：bよりさらに遊離体も消去した正面像．前方関節面の状態がよくわかる．
  d：左膝の後内側からの像．手術前の膝の状態の把握に3D-CTは非常に有用である．

骨片を認めた．分離期の離断性骨軟骨炎（外側型野球肘）である．離断性骨軟骨炎の進行例では3D-CTで病変の発生部位および範囲が立体的に把握できるため，治療方針決定の一助として非常に有用である．

症例5：環椎破裂骨折（Jefferson骨折）（図72）

21歳，大相撲力士．

稽古中，頭部より激しくあたり受傷．後脛部痛および開口障害を自覚し来院した．単純X線開口位正面像で側塊の転位および側面像で環椎歯突起間距離の拡大を認めた．通常のCTにより環椎破裂骨折（Jefferson骨折）と診断された．3D-CTによりその形態の立体的な把握が容易であるが，CT値の設定により，骨折端が丸くなって描出されるため，骨折部の詳細や経時的変化についての

観察は通常のCTのほうが優れている．

症例6：胸鎖関節脱臼骨折（図73）

28歳，男性．

交通事故により受傷．胸鎖関節部の病変は，その解剖学的位置関係から，単純X線写真で詳細を判断するのは非常に難しい．特に胸鎖関節の後方には，気管，食道，大血管が隣接するため，骨折部の転位の方向や程度の判断が重要である．本症例は，右鎖骨中枢端の前方脱臼骨折であった．3D-CTでは胸鎖関節脱臼骨折の転位の程度が正確に判断できるため非常に有用である．

症例7：腰椎分離症（図74）

16歳，男性，柔道選手．

腰痛を主訴に来院した．神経学的に異常はみられない．単純X線写真では，斜位像で第五腰椎椎弓に異常陰影が見られるが，分離像ははっきりしない．3D-CTでは同部の披裂型分離を認めた．

症例8：仙骨骨折（図75）

34歳，男性．

歩行中自動車にはねられ受傷．単純X線写真では骨折は不明瞭であったが，3D-CTにより仙骨に転位の少ない骨折が確認できる．骨盤輪の骨折の診断において3D-CTは最も有用な画像診断法といえる．

症例9：片肢性骨端骨異形成症（Dysplasia epiphysealis hemimelika）（図76）

15歳，男子．

幼小児期に膝の変形と歩容異常で発症し，2歳および3歳時に膝および足関節部の腫瘍切除術を受けている．今回も膝関節内の腫瘍切除目的に入院した．術前の単純X線写真では，膝関節内に約2cm大の腫瘤陰影と内側関節面の不整像が見られる．3D-CTにおいて，左膝関節内前方の球状腫瘤の形状や大きさ，位置関係がよく把握でき，さらに内側関節面の異常不整像が鮮明に描出されている．術前切除範囲の検討に3D-CTは有用であった．

II．考　察

現時点における整形外科領域での3D-CTの主な適応は，

(1) 脊椎[1]，骨盤[2]，肩，肘，手関節[3]などの形態的に複雑な部位における骨折の有無，骨折型の分類

(2) 骨棘，関節内遊離体の部位や大きさの評価

(3) 脊椎[4]，骨盤[5]の奇形の形態把握，脊椎固定術の骨癒合の判定[6]

(4) 股関節疾患の診断，評価[7]や，骨切り手術のシュミレーション[8]および手術評価の定量化

などが挙げられる．

すなわち，ヘリカルCTにより，組織間コントラストが十分についている物体間ではその形態は明瞭で正確な3D画像が得られるため，骨組織を治療対象としている整形外科において3D-CTは有用な補助診断法であるといえる．特に単純X線像では判断しにくい部位についてその有用性は高く，骨性の奇形の立体的な把握や，転位した骨折部の三次元的な把握，すなわち転位の方向や程度，骨片の大きさについての判断は誰にでも容易に理解できる．

しかし，転位のほとんどない骨折では3D-CTで描出されなかったり，また，複雑な形状をした骨折面や鋭い形をした骨棘，骨折端は角が取れて丸く描出されてしまう場合もある．さらに骨癒合初期における仮骨形成の程度の3D-CTによる判定は難しく，精密な評価が必要な場合にはいまだ問題があると思われた．

今後は，撮像方法，条件，解像度などのさらなる改善が期待されるとともに，軟骨，靱帯，半月板など，骨以外の組織に対する解像能力の向上がぜひとも望まれる．

文　献

1) 二宮正志，他：脊椎疾患に対するthree-dimensional surface reconstructionの応用．別冊整形外科 13：19-22, 1988

2) Vannier MW, et al.: Calcaneal and pelvic fractures; Diagnostic evaluation by three-dimensional computed tomography scans. J. Digt. Imagina **4**: 143-152, 1991

3) Weeks PM, et al.: Three dimensional imaging of the wrist. J. Hand Surg. **10-A**: 32-39, 1985

4) 飯尾 純: 骨格系に対する3次元CT画像構築の開発とその診断能に関する研究. 日整外会誌 **66**: 205-221, 1992

5) 布袋屋浩, 他: 骨盤異常に対する三次元表面再構成法（3D-CT）の有用性. 埼玉県医学界雑誌 **27**: 399-404, 1992

6) Lang P, et al.: Three-dimensional computed tomography and multiplanar reformations in the assessment of pseudarthrosis in posterior lumbar fusion patients. Spine **13**: 69-75, 1988

7) 佐藤雅人: 股関節疾患の治療. OS NOW, No. 2, 三次元画像: 232-241, 1991

8) 矢野 悟: CT像の3次元画像表示―コンピュータによる股関節骨切り手術のシュミレーション. 別冊整形外科 **13**: 94-98, 1988

索　引

Budd-Chiari 症候群 ·················38, 39
Jefferson 骨折 ························68

あ行

うっ血性心不全·······················38

か行

外傷性肩関節前下方脱臼·············63
外側型野球肘························65
下部胆管癌···························46
肝外肝静脈閉塞症····················38
肝外門脈閉塞症······················38
肝血管腫····························34
肝細胞癌····························30
環椎破裂骨折························68
肝内胆管癌···························36
肝門部胆管癌························46
胸鎖関節脱臼骨折····················69
クモ膜下出血························22
頸静脈孔神経鞘腫····················19
肩甲骨骨折···························65
原発性肝癌····························3
甲状腺癌····························36

さ行

時間濃度曲線·························7
上咽頭部より発生した癌············18
腎癌···························36, 60
腎動脈瘤····························60
膵頭部嚢胞腺癌······················55

膵尾部癌····························53
仙骨骨折····························69
先天性胆管拡張症····················46
先天性総胆管嚢胞····················17

た行

胆嚢結石····························46
胆嚢腫瘍····························46
蝶型骨縁髄膜腫······················21
転移性肝腫瘍························36
投球障害肩···························65
頭骨貫通骨折························12
特発性門脈圧亢進症··················38

な行

脳動脈瘤····························22

は行

肺細胞癌····························28
肺腺癌·······························24
肺野末梢病変························26
脾腎シャント···················38, 39
副腎腫瘍····························60
平滑筋肉腫··························36
片肢性骨端骨異形成症···············69

や行

腰椎分離症··························69

© 2000　　　　　　　　　　　　　　第1版発行　2000年4月7日

ヘリカルCTの読み方

定価（本体2,800円＋税）　　編著者　　武　藤　晴　臣

〈検印廃止〉

発行者　　服部秀夫
発行所　　株式会社新興医学出版社
〒113-0033　東京都文京区本郷6-26-8
　　　　　電話　03（3816）2853
　　　　　FAX　03（3816）2895

印刷　三報社印刷株式会社　　ISBN4-88002-278-0　　郵便振替　00120-8-191625